AF240485

Guérir de ses blessures adolescentes

Devenir adulte

Groupe Eyrolles
61, bd Saint-Germain
75240 Paris cedex 05

www.editions-eyrolles.com

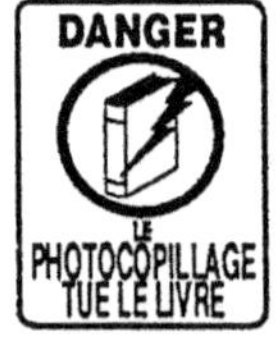

Patrick Ange Raoult

Guérir de ses blessures adolescentes

Devenir adulte

EYROLLES

Table des matières

Être adolescent, devenir adulte

Devenir adulte

Il est des jours où l'on se fige, surpris, quelque peu dépité, de mesurer l'écart pris, au fil des années, entre la vie dont on rêvait et celle qui nous échoit. Assis sur notre canapé, nous nous demandons si nous ne sommes pas devenus l'ombre de nous-même, aux prises avec des soucis quotidiens bien communs. Nous reviennent fugacement ces fantaisies d'adolescents où l'on se voyait en adulte prestigieux, reconnu pour ses qualités ; nous reviennent aussi ces peurs d'alors, où nous nous imaginions déchus, clochardisés. Finalement, installés dans le confort anodin d'une vie rangée, on se rend compte que les croyances qui nous faisaient vibrer ne sont plus sources d'émotions, hormis quelques fulgurances nostalgiques.

Certes, nous avons gagné en sérénité : les turbulences de l'adolescence se sont éloignées, les questions agitées de ce temps nous paraissent révolues. Nous avons enfin clos ce chapitre avec plus ou moins de brio, certains d'être engagés sur des voies plus sérieuses et moins tourmentées.

Mais voilà que la proximité des adolescents, et tout particulièrement quand ils sont nos enfants, vient nous remettre en cause, et remettre en cause cette vie que nous nous sommes fabriquée.

C'est mon fils de dix ans qui, au cours d'une promenade, me demande innocemment : « Et toi, Papa, tu penses avoir réussi ta vie ? »

Je lui réponds que ma vie n'est « pas si mal », que je suis heureux de l'avoir, lui ; mais derrière cette flatterie, l'ambivalence me taraude. Car me reviennent les espoirs et attentes passées, les échecs et les voies ratées, les renoncements et les obstacles. Je suis commercial, j'aurais voulu être médecin ; je suis électricien, j'aurais souhaité être architecte ; ma compagne n'est pas vraiment celle que j'espérais, la région dans laquelle je vis n'est pas celle que je préfère, je n'ai pas les qualités et les compétences que je rêvais de présenter…

Une autre fois, c'est un adolescent fragile, incertain de son avenir qui nous interpelle en prétendant qu'il ne vaut rien ; et nous avons beau nous précipiter pour le rassurer, le soutenir – non, nul n'est incapable, et la vie offre toujours des possibilités de rebond – son sentiment d'inutilité et d'incapacité trouve en nous un écho étrange, car nous avons conscience de nos limites actuelles, et le souvenir des entraves multiples qui se sont dressées devant nous et des échecs parfois humiliants est vivace.

Enfin, c'est un adolescent à la suffisance insupportable, nous lançant au visage qu'il ne ratera pas sa vie, lui – allusion d'autant plus limpide qu'il s'agit de notre propre enfant… La tentation est grande de lui répondre que la réalité le remettra à sa place et effacera ses illusions ; mais au fond, ne sommes-nous pas un peu jaloux de cette affirmation des potentialités de l'existence ? Ne sommes-nous pas déçus de constater que nous-mêmes n'avons guère tenu nos propres promesses de ne pas répéter l'échec ou l'insuffisance de nos parents ?

On peut certes conserver une position altière, souligner notre combativité, nos qualités intrinsèques, nous assurer nous-mêmes que nous n'avons pas trahi nos idéaux et que nous ne nous sommes jamais déjugés dans notre trajet de vie. Notre réussite éventuelle nous conforte dans cette idée.

Mais en sommes-nous si sûrs ? Ne s'agit-il pas d'une fausse image de nous-même qui nous épargne la douleur insidieuse des renoncements de la maturité ?

La proximité des adolescents renvoie chaque adulte à des passages antérieurs plus ou moins faciles, plus ou moins délicats, aux errements et échecs qui ont jalonné son trajet d'enfance et d'adolescence. Ces traumatismes nécessaires ont parfois figé notre destin, et nous ont laissés les pieds entravés par des événements indépassables, par des scénarios familiaux qui nous assignent un seul cheminement possible. Il nous est arrivé d'en défaire certains écheveaux, et d'en saisir d'autres par le malaise éprouvé. Le temps de l'adolescence est celui pendant lequel on a pu attaquer, révéler, agir et répéter certains de ces nœuds, comme pour tenter de s'en libérer. Mais au fur et à mesure que nous avancions en âge, cette révolte légitime a été recouverte et dissimulée ; c'est à peine si elle nous laisse encore un goût d'amertume…

De fait, c'est avec un certain désarroi que l'on perçoit les illusions et les affirmations péremptoires qui trament le discours adolescent. Car derrière ce discours illusoire, nous reconnaissons une part de vérité, la lucidité crue qui un jour nous a habités. De même, nous rejouons les scènes manquées de notre propre parcours au moment où se trouvent réactivés, à travers d'autres, et en particulier nos propres enfants, les souvenirs de notre adolescence.

Nous retrouvons alors ce qui s'est mis en œuvre en cette période : l'illumination soudaine de notre place dans le système familial et dans le monde social, la révélation d'enjeux nouveaux dans la relation à autrui, le basculement qu'a pu opérer une rencontre signifiante, la jouissance des expériences transgressives, la toute-puissance éprouvée devant les espaces à s'approprier, mais aussi la violence abrupte de nos conflits, l'ennui tenace, les sentiments d'inutilité et de vide allant parfois jusqu'à la noirceur absolue de la dépression… Tant d'émotions et de pensées intenses que nous n'avons guère eu l'occasion de revivre.

Nous restent ces questions lancinantes : qu'avons-nous fait de notre adolescence ? Et notre adolescence, qu'a-t-elle fait de nous ?

Et si nous avions habité ailleurs que dans cette petite ville retirée de province ou de grande banlieue ? Et si nous avions fréquenté un autre lycée ? Et si nous avions eu des parents plus exigeants ou moins étouffants, et si nous n'avions pas eu cet accident, et si nous nous étions opposés aux choix parentaux pour nos études, et si nous avions fréquenté tel groupe d'adolescents plutôt que tel autre, et si nous avions été moins timides, et si, et si… notre destin aurait pu être différent.

Certes, devenir adulte a consisté à prendre en compte les réalités qui sont les nôtres ; le plus souvent il a été question de s'y soumettre, parfois de les saisir à bras-le-corps pour orienter autrement la destinée qui nous était promise. On est parfois devenu capable de mieux appréhender les complexités de la réalité, et donc de les vivre de façon moins douloureuse : ce n'est pas toujours de la faute des autres, ce n'est pas toujours notre incapacité qui est en cause. On a également perdu quelques illusions : le monde n'est pas forcément rose, les gens pas nécessairement généreux, les institutions pas obligatoirement humaines, la vie pas systématiquement favorable…

Néanmoins, on a pu trouver une place plus ou moins satisfaisante dans la société ; on a compris et accepté de payer des impôts, des taxes et autres prélèvements collectifs ; on a obtenu un semblant de reconnaissance de la part de quelques personnes pour qui on a l'impression de compter ; on a appris à construire des relations de non-dépendance et de non-agression ; on sait exprimer son mécontentement et se confronter à autrui, prendre du recul par rapport à ses émotions et ses affects. On s'accorde le temps de l'analyse ; on s'est engagé dans des relations réelles, sans fuite ni faux semblant. On se sent capable d'affronter les aléas douloureux de l'existence ; on exprime ses sentiments avec authenticité et on vit une certaine liberté intérieure.

Mais combien d'entre nous ont réellement acquis cette position d'adulte ? Bien des ratés entravent notre fonctionnement, bien des illusions perdurent, bien des émotions nous envahissent à notre insu. Nous retrouvons souvent ces débordements intérieurs, ces maladresses qui ont tissé notre adolescence. Se réveillent parfois des soubresauts de questions inaudibles qui ont taraudé notre adolescence. On prend soudainement conscience que telle interrogation est restée aussi vive, aussi préoccupante, aussi brûlante qu'il y a quelques années. La chape de plomb dont on l'a recouverte n'a pas suffi à en éteindre la braise ; et on la voit surgir au détour d'un chemin, au moment où on en avait consacré l'oubli. Elle est là devant nous, aussi vive et piquante qu'avant. Il devient évident qu'elle a conditionné nos comportements des années durant alors que nous avions l'illusion de l'avoir dépassée. Une souffrance nous étreint, une angoisse nous submerge, une colère nous revient. Les expériences douloureuses de l'adolescence ressurgissent, se répètent ; nous sommes repris dans le même écheveau, alors que nous nous étions jurés de ne plus jamais y retomber.

Parfois, à l'inverse, nous regrettons de nous être précipités trop tôt dans des expériences qui ont déniaisé notre rapport aux réalités. Nous souhaiterions avoir encore cette fraîcheur, à jamais perdue, qui fait l'aura de la période adolescente. Nous nous sentons désabusés ; nous nous voyons comme des adultes sans créativité, qui ont déjà tout fait et sont désormais incapables de découvrir la saveur de la vie. Cela valait-il le coup de se précipiter dans les rangs du monde adulte ?

Pourtant nous avons revendiqué, protesté contre les impossibles qui nous figeaient. Nous nous sommes raillés de la prétention des adultes à nous masquer certaines réalités. Sûrs de nous et péremptoires, nous nous affirmions adultes avant l'âge ; nous vivions comme des injustices nos dépendances et les interdits qu'on nous imposait, et nous luttions de toutes nos forces pour conquérir des droits d'action et d'expérience… et nous voilà plus marris que satisfaits. On perçoit aux tréfonds de notre âme combien ce que nous avons fait de notre adolescence pèse sur notre réalité actuelle. Nous rêvons parfois de refaire cette partie, de reprendre le fil du temps pour le construire autrement, sans précipitation, pour ne pas répéter les mêmes errements.

Ceci est flagrant quand quelques délits ont laissé une trace dans notre casier judiciaire ou ont bloqué notre cursus ; parfois aussi notre rébellion, notre manque de détermination ou notre lâcheté nous ont poussés trop vite hors les murs de la scolarisation, et quinze ans plus tard nous en saisissons l'impact sur notre vie.

Mais cette influence peut être également présente de façon moins perceptible dans nos choix conjugaux, où se répète ce qui n'a pu se clore au temps de l'adolescence du rapport avec nos propres parents ou nos premières amours. De la même façon, savons-nous ce que nous mettons en jeu dans les liens avec nos propres enfants, de leur conception à leur éducation ?

Il est peut-être des choses ratées qui nous poursuivent sans que nous en ayons conscience, jusqu'à ce que survienne inopinément une crise d'angoisse, un mouvement dépressif, ou parfois même un passage à l'acte… Pouvons-nous nous contenter de recommencer la partie de ce jeu de la vie au travers de nos propres enfants si nous souhaitons qu'ils ne tombent pas dans les travers que nous avons connus ?

Ce livre va nous emmener, avec quelques compagnons, dans l'exploration de ces adolescences inachevées. Nous verrons quelques figures des dépendances affectives dont la perpétuation vient troubler la construction de sa vie, qu'elle soit amicale, conjugale ou familiale. Nous croiserons les conséquences de cet inachèvement dans ses formes modernes : les figures de la dépression, en particulier dans ses liens avec les drames amoureux, seront l'objet de notre première attention. Nous en viendrons à aborder cette fragilité narcissique qui est devenue un trait commun de bien des jeunes adultes. Ceci nous poussera à tenter de comprendre ce qui fait le parcours de l'adolescence et ce qui en fait aujourd'hui les difficultés. L'enjeu sera de préciser les fonctions du travail de l'adolescence et ce à quoi il peut aboutir pour aborder la vie adulte.

PREMIÈRE PARTIE

Perpétuelles adolescences

Si l'image de l'adolescent bougon, excessif et perturbé, est au cœur de nos imaginaires, c'est souvent avec cette idée pétrie de bon sens que « ça lui passera ». La crise de l'adolescence est un passage vers la maturité, vers l'indépendance ; elle s'accompagne de sentiments troublés et d'un rapport conflictuel ou adhésif à l'autre. Pourtant, chez certains, ce cap ne semble jamais être franchi ; pire, il se prolonge dans la vie d'adulte en s'aggravant, comme si on n'arrivait jamais à s'en défaire totalement.

Les dépendances affectives

L'échec de l'indépendance

Nous avons donc hardiment bataillé pour conquérir une indépendance à la fois dans nos actes et dans nos ressources. Nous avons conspué les raideurs parentales, les réticences des mondes professionnels, les entraves posées par les nantis de toutes sortes, les doutes exprimés par les proches. Nous avons acquis quelques sûretés par les réussites que nous avons arrachées au monde, tirant une certaine fierté de l'avancée. Nous pensions avoir dépassé les dépendances qui bloquaient notre devenir, et compensé les sentiments d'inquiétude qui nous taraudaient face à notre avenir. Mais ce volontarisme n'a-t-il pas masqué, dans une fuite en avant, une question non résolue ?

Décalée

À plus de trente ans, Audrey se présente comme une femme indépendante et autonome. Sûre d'elle dans le contact, franche et déterminée, elle donne aisément le change. Mais elle se sent dépressive, lasse, vide. Des idées suicidaires la traversent fréquemment. Sa vie affective, déjà complexe, a subi un coup d'arrêt.

« J'ai eu une liaison avec un homme marié pendant plusieurs années. Il a traversé une période difficile, et je l'ai soutenu ; mais quand il s'en est sorti, il s'est éloigné de moi pour retourner auprès de sa femme. Pire, il ne m'a été d'aucun secours quand je me suis trouvée en détresse. D'ailleurs, personne ne m'a aidée.

C'est la même chose au travail : j'ai beau faire de mon mieux, mes efforts ne sont jamais reconnus. Des collègues beaucoup moins compétents que moi ont des promotions que je n'obtiens pas. »

Le sentiment d'injustice domine chez Audrey, avec l'impression que la vie ne produit rien, que ses efforts sont inutiles, que les événements négatifs lui tombent toujours dessus. Sa vie professionnelle l'a amené à de fréquents déménagements entraînant la coupure de ses liens amicaux. Elle vit des pertes répétées. Elle en conserve le sentiment que sa vie consiste à accumuler les disparitions et les chagrins. Ces situations lui confirment à chaque fois son sentiment d'isolement, renforcé par sa difficulté à solliciter autrui. Cet isolement lui semble anormal ; pour le cacher, elle s'est montrée longtemps fière de se débrouiller toute seule, revendiquant la solitude qu'elle subissait. Mais cette stratégie s'est épuisée, et l'a épuisée. Le temps qui passe lui fait ressentir le manque d'étayage, de personnes sur qui compter, de présence amicale. Nombre de personnes de sa classe d'âge ont une vie maritale qui limite notablement leur disponibilité. Dans ses activités de loisir, elle se retrouve sans partenaire et sans public. Démoralisée, elle abandonne. Elle se sent hors course, décalée dans l'ensemble des situations de vie.

Une histoire souterraine

Crise de la trentaine, célibat subi, simple passage à vide… on pourrait disqualifier d'un terme passe-partout le sentiment de vide que connaît Audrey, s'il ne la handicapait pas fortement dans sa vie. Mais au fil des séances, elle met à jour des racines plus profondes à son malaise.

La situation dans laquelle elle se trouve n'est pas sans répéter une histoire familiale : pour des raisons multiples, sa famille s'est trouvée déracinée, sans attache réelle, sans affiliation ou appartenance élargie. Des conflits parentaux violents ont dupliqué cette fragilité du lien, conduisant l'ensemble de la fratrie à quitter précocement la cellule familiale.

Plus encore, les parents d'Audrey, distants et peu protecteurs, ont banalisé, voire nié, l'importance de deux événements majeurs survenus au cours de son adolescence : une maladie invalidante qui l'a conduite d'hospitalisation en lieux rééducatifs, et la maltraitance exercée par son grand frère.

Face à la maladie, ses parents exigeaient qu'elle se montre forte ; rigides et absents, ils ne lui parlaient que de réussite scolaire. Confrontée à un véritable déni de son désarroi, elle s'est sentie coupable de la situation dans laquelle elle se trouvait.

C'est dans ce contexte que survient la deuxième caractéristique de son existence : un de ses frères aînés, en forte rivalité avec elle, s'est montré d'une agressivité et d'une violence terrible à son égard. Ce frère avait dans la famille un statut particulier : dépositaire d'une fonction parentale, il était en alliance forte avec sa mère, qui a couvert ses comportements.

Audrey a donc vécu son adolescence sous une chape de silence et une absence de protection, construisant les sentiments d'injustice, d'inutilité, de manque de chance, de fatalité et d'abandon qui la taraudent à l'âge adulte. Courageusement, elle a tenté de construire une stratégie de remplacement centrée sur la réussite personnelle et sur la rigidification de ses défenses ; mais cette stratégie ramène inévitablement les mêmes vécus, accentués par la lecture qu'elle fait de ses situations de vie. En effet, ce qui lui a permis de tenir pendant toute une période ne suffit pas en regard de ce qu'elle a vécu : au cours de sa vie d'adulte, ses souffrances d'adolescente reviennent de plein fouet.

Le vide ressenti tient au défaut de contenance psychique : rien ni personne ne la soutient. Elle n'a pas intériorisé de bonnes choses venant d'autrui. Ses relations affectives ne peuvent se construire comme de véritables relations d'échange ; ce sont des relations de collage ou de soutien, dans lesquelles ce qu'elle donne ne peut faire retour et ce qu'elle reçoit n'est pas satisfaisant. Ainsi, elle répète à son insu, par une suite de cercles vicieux, ce qu'elle craint le plus. L'impossibilité de se révolter contre la violence de la maladie et contre la violence familiale au temps de l'adolescence l'a laissé mortifiée.

Ce qu'Audrey nous enseigne dans le drame intime qui l'enserre, c'est qu'il est peu utile de courir devant un vécu de souffrance dans l'espoir d'en gommer l'intensité. Ce qui n'a pu se dire au temps de l'adolescence, en raison même des dénis familiaux, la pousse dans les faux-semblants d'une vie adulte où elle bute sur ce qu'elle n'a pu résoudre en son temps. Ce qui n'a pu se traiter, s'élaborer, se transformer au temps de l'adolescence, s'infiltre et influe sur le devenir de l'adulte. La vie adulte devient l'illustration de l'impasse du travail de transformation et de maturation de l'adolescence. Une révolte avortée devient une vie mortifiée. Et l'effondrement survient au terme de plusieurs années de luttes et de déni : le retour de ce qui n'a pu être pensé la fait trébucher. Le poids du drame familial représente une emprise négative qui la séquestre alors même qu'elle croit réaliser sa propre libération.

La séquestration psychique, dont les adolescents tentent de secouer le joug, est une impasse dont on ne peut s'extraire par la simple volonté.

D'autres contextes nous signifient combien il est parfois difficile de s'extraire de l'emprise parentale.

Dépendance conjugale

On se met en couple avec le sentiment d'avoir échappé à la dépendance parentale. On constate quelque temps après que, bien au-delà des habitudes et de la recherche de sécurité, on est dans une dépendance affective tout aussi intolérable. D'une façon ou d'une autre, on finit sur le plan affectif par dépendre de l'autre, de manière parfois plus grande qu'avec ses propres parents.

Insupportable indépendance

José vient consulter en raison des difficultés qu'il rencontre dans sa relation avec sa femme Anne. Il a l'impression qu'il ne la rend pas heureuse. Tous deux âgés de la trentaine, ils sont mariés depuis huit ans et se connaissent depuis l'adolescence. Après être longtemps restée femme au foyer, Anne vient de prendre un emploi d'aide-soignante. Cette nouvelle indépendance est insupportable pour José : même s'il comprend qu'elle puisse avoir besoin de s'épanouir dans son travail, il ressent une vive inquiétude à la voir échapper à son emprise et mettre un terme à la relation de dépendance qui était la leur.

« Depuis que nous sommes revenus dans la région, il n'y en a que pour sa famille à elle ! Ils habitent à cinquante kilomètres d'ici, mais nous y passons presque tous nos week-ends. Pour moi, ça ne va pas. Vivre en couple, être mariés, ça devrait représenter autre chose : les enfants, la maison, faire des choses ensemble, et s'éloigner un peu de nos parents… Mais pour elle et pour sa famille, il faudrait que nous soyons tout le temps les uns chez les autres. »

La dépendance de sa femme à sa propre famille est importante. Loin de son clan, elle restait dépendante de son mari ; ayant retrouvé le lien familial, elle s'autorise par rapport à lui une indépendance nouvelle. Cela conduit même à une limitation forte des communications : elle se confie peu, empêche toute conversation par de vives réactions. La communication se borne au quotidien.

José souffre de cette inversion de la relation, où l'emprise passe du côté de sa femme.

« Avant, chez moi, j'étais toujours actif ; maintenant, je m'ennuie. Je me demande ce qu'elle fait quand nous ne sommes pas ensemble. Je vois bien qu'elle me fait des mystères : elle rentre tard du travail sans la moindre justification, refuse de me donner le code de son portable... »

Pour José, la crainte sous-jacente est bien sûr qu'elle le trompe, c'est-à-dire qu'elle trouve un homme plus satisfaisant à ses yeux. Cette situation inverse radicalement ce qui se déroulait antérieurement : c'est lui qui se sent délaissé. D'autre part, il a l'impression qu'elle ne fait pas de projets pour leur couple.

« J'ai envie que nous parlions maison, enfants... mais rien. Récemment, Anne est tombée enceinte, mais elle a choisi de subir une IVG. Je n'étais pas d'accord, mais je l'ai soutenue dans sa décision. Pourtant, je me suis senti exclu : elle n'a pas voulu que je vienne le jour de l'intervention, alors que je pensais que c'était ma place. J'ai parfois l'impression qu'elle ne veut rien construire, du moins pas avec moi. »

De plus, le père d'Anne est atteint d'un cancer et elle s'est donnée pour mission de se dévouer à lui. José comprend sa démarche ; pourtant, il pense que sa femme n'a pas quitté le foyer de ses parents et que, de ce fait, elle ne peut construire le sien.

D'un côté, il prend conscience de la relation de dépendance sur laquelle s'est fondée son couple ; de l'autre, il entrevoit le fait qu'il n'est pas l'homme de la situation aux yeux d'Anne. Pour celle-ci, José n'est qu'un faux-semblant : celui qui incarne la fonction masculine est son propre père. José n'a été qu'un moyen de fuir une dépendance qu'elle n'a pu dépasser.

« Lorsque nous étions loin de sa famille, cela se passait mieux, même si elle n'a jamais été très causante. Mais nous nous sommes connus tellement jeunes… d'ailleurs, vous savez, j'ai toujours pensé qu'elle s'en irait, qu'elle me quitterait. Si ça continue comme ça, c'est moi qui vais partir. Je ne vois pas ce que j'ai à faire dans sa vie à elle. »

L'impasse relationnelle est inscrite dans la constitution même de leur union. Le couple, au temps de l'adolescence, n'est qu'une échappée à l'égard d'une dépendance qui n'a pas été réglée. L'autonomie apparente du couple, illustrée par le changement de région, masque difficilement les dépendances psychiques en jeu. La méprise que constitue le lien amoureux prend la figure pathétique d'un sentiment d'insuffisance et d'inutilité. L'échec de la relation vient surtout alimenter une souffrance dépressive : chacun se rend compte qu'il n'est pas celui qu'il croyait incarner aux yeux de l'autre.

L'origine de la violence

Tony, tout jeune adulte, se trouve dans la même situation. La rupture imposée par son amie Léa l'a conduit à réagir brutalement et physiquement à son encontre. Ce débordement dont il se culpabilise tient à la nature de leur relation : ils se sont rencontrés au début de l'adolescence, et leur amour s'est construit sur les points communs de leur histoire : l'un et l'autre ont vécu une défaillance paternelle (père absent ou disparu) et une fragilité dépressive maternelle.

Leur lien est donc marqué par l'insécurité due à une carence paternelle et à une mère psychiquement absente. L'amour se tisse ici comme une réparation de ces vécus affectifs, mais selon des modes différents : Léa, en proie à la crainte de l'abandon, est à la fois d'une jalousie excessive et d'une instabilité affective qui la pousse à séduire les hommes, quitte à provoquer Tony pour vérifier la solidité de leur lien.

Tony, lui, est dans l'obligation interne de réparer, de combler, de tempérer les aléas de la relation pour éviter la rupture. Pris dans une forte loyauté à l'égard de son amie, il vit avec culpabilité chacun de leurs conflits, fréquents et violents, toujours suivis de réconciliations à la fois émouvantes et apaisantes. Tony et Léa ne peuvent se passer l'un de l'autre, ni cesser de se déchirer ; tous deux redoutent une séparation impossible à vivre.

Mais Léa, comme pour se protéger d'avoir à subir la rupture, l'anticipe et la provoque. Elle fait monter le conflit jusqu'au moment où Tony passe à l'acte sur elle. Elle y trouve un double bénéfice : d'abord, de conserver la maîtrise de la relation en incitant à la séparation ; ensuite, de faire porter la responsabilité de la rupture sur Tony. Celui-ci se sent piégé : il devient coupable et vit la situation avec un fort sentiment d'injustice. Il se rend compte qu'en commettant un acte inacceptable il a ruiné tout espoir de réconciliation.

« Quand je l'ai frappée, j'ai retrouvé en moi une colère que j'avais oubliée. Comme quand ma mère refusait de s'occuper de moi, ou me poussait à bout par son attitude absente… »

Tony saisit qu'il ne peut combler l'indisponibilité de l'autre ni réparer sa fragilité ; et ce sentiment d'impuissance le conduit à un moment dépressif intense. Là non plus il n'est pas celui qu'il croyait incarner, et qui vient à lui manquer terriblement à cet instant. Ne trouvant appui sur une figure paternelle, il est resté dans une forme de dépendance à une image maternelle décevante, insatisfaisante et fragile dont il se fait le héraut. Il reconstruit dans un lien amoureux la même interaction, et retrouve les mêmes impasses.

Des attentes impossibles à combler

Si Tony et Léa ne peuvent que se renvoyer des images anciennes qui agissent à travers eux, la relation peut être moins symétrique. C'est le cas de Manuelle et Daniel.

Manuelle se décrit comme passionnément amoureuse de Daniel ; elle l'a toujours admiré pour son aisance, sa façon d'être à l'aise en toute situation, alors qu'il s'intéressait surtout à elle dans la mesure où elle était malheureuse.

La dépendance et la soumission de Manuelle étaient extrêmes à l'égard de Daniel, plutôt distant et centré sur lui-même, jusqu'à ce que Manuelle choisisse de se séparer de lui.

Cette rupture produit une violente réaction de Daniel, qui se sent humilié par ce qu'il vit comme une trahison et une désappropriation. Incapable de prendre ses distances, il imprègne leurs rapports d'une grande violence.

On se rend ainsi compte que l'admiration de l'autre était une condition nécessaire à son sentiment d'existence. La prestance et le bagout dont il sait user dans les situations professionnelles et sociales sont les masques d'une vive anxiété sous-jacente. Sous l'apparence d'une maîtrise de l'autre, en position de dépendance, il révèle une insécurité intérieure massive. La fin de ce lien d'emprise et de dépendance provoque un véritable effondrement.

Manuelle, quant à elle, se montrait égocentrique : l'admiration portée ne signifiait pas un intérêt pour l'autre, mais seulement le besoin de s'appuyer sur un idéal pour son propre compte, afin de pallier des carences affectives précoces. L'un avait besoin de se sentir admiré pour combler ses failles narcissiques, l'autre avait besoin d'un objet d'admiration pour compenser ses sentiments de mésestime. La rencontre s'est effectuée sous le joug de ces attentes réciproques, méconnues de chacun.

Le prix de l'indépendance

Qui n'a pas eu le sentiment, même en plein âge mûr, de ne pas avoir su prendre de la distance avec ses propres parents ? Un soupir nous vient devant leurs empiétements incessants : leur souci pour notre alimentation, leurs gestes pour remettre un cache-col de crainte que nous ne prenions froid, leurs conseils éculés sur la meilleure façon de faire… Parents ils sont, parents ils restent, quel que soit le nombre de rides apparues sur nos visages. Cette emprise est telle qu'elle parasite encore nos attitudes, nos pensées, nos choix.

Julie, jeune étudiante plutôt brillante, se sent un peu perdue dans ses choix, dans ses attentes, dans sa vie. Un fort sentiment de vide intérieur l'accompagne. Il s'est révélé à l'occasion du décès d'un ami : brutalement confrontée à la perte définitive et à la fragilité de la vie, Julie est entrée dans un état de tristesse profond et durable, avec le sentiment d'être perdue. Constamment au bord des larmes, elle ne comprend pas ce qui l'affecte à ce point, ni ce qui nourrit cette pensée d'inutilité qui la ronge. Elle décide alors de consulter un psychologue.

Un tyran domestique

Nous commençons par examiner la situation familiale dans laquelle elle se trouve. Dernière de sa fratrie, Julie se doit de poursuivre un parcours universitaire de haut niveau comme celui de ses aînés. L'exigence de réussite familiale est avant tout celle du père, lui-même occupant un poste de cadre à haut niveau. C'est lui qui a orienté ses enfants, déterminé la voie la plus propice à la réussite socioprofessionnelle, à savoir le cursus scientifique ; et la plupart d'entre eux se sont pliés à ses demandes. Mais Julie, malgré ses craintes et tout en conservant le principe d'un haut diplôme, a fait un choix différent : elle s'est orientée vers les Lettres.

Son père a été contraint d'accepter cette orientation. Mais la nature de leurs relations demeure, depuis des années, distante. Il apparaît comme un homme rigide et exigeant, autoritaire dans ses opinions et incapable de dire ce qu'il ressent. Il supporte mal d'être mis en cause, n'accepte guère la contradiction et ratiocine allègrement sur le moindre détail. Ses interventions sont arbitraires et disqualifiantes. Julie décrit ici un tyran domestique, coincé dans une image étroite et tenaillé par le besoin constant de maîtrise de son environnement. Mais cette posture n'empêche pas de percevoir le malaise récurrent qui l'habite, ni le fait que l'insécurité qu'il fait régner revient à faire porter à autrui l'angoisse qu'il ne peut gérer. L'ambiance familiale s'en ressent, les échanges chaleureux ne sont guère possibles. Ses enfants, malgré d'excellents cursus, manquent profondément de confiance en eux et se montrent peu à l'aise dans les relations sociales. Soumis au diktat paternel, ils finissent par vivre une dépendance forte à son égard, et ne peuvent prendre d'initiatives sans son assentiment.

« J'essaie de voir mon père le moins souvent possible. Pendant les repas familiaux, je reste à distance, je suis tout le temps crispée. Je fais tout pour éviter qu'il explose, alors qu'au fond, j'ai envie de lui hurler tout ce que j'ai à lui dire. Mais je ne veux pas entrer dans son jeu. »

Froideur et tension trament le lien du père et de la fille ; mais Julie conserve le sentiment de se sacrifier à ses exigences, de ne pouvoir vraiment s'opposer à ses désirs. Ainsi, elle se sent spectatrice de sa propre vie. Elle a des difficultés à assumer ses choix et se sent dépassée, mais elle n'a pas la force de tout casser. Elle aborde ses études sans conviction, sans passion, presque avec désintérêt ; et elle éprouve une certaine peur de se lancer dans une aventure nouvelle, par crainte de se décevoir et, au-delà, de décevoir son père. Le risque d'un échec qui donnerait tout son poids aux mises en garde paternelles la tétanise littéralement. Le découragement la saisit fréquemment et l'ambition lui manque. Elle reste ainsi au bord de sa propre vie, piégée par l'emprise paternelle dont elle cherche à se dégager. La pression est telle qu'elle ne peut s'autoriser à l'exploration ; la déception paternelle se fait si oppressante qu'elle ne peut que suivre des voies particulièrement balisées. Il ne reste plus que la résignation.

Entre position sacrificielle et révolte impossible, la perspective est déprimante. Heureusement, il est quelques domaines dans lesquels il lui est possible d'exprimer ses attentes. Sa vie affective lui assure quelque espace de liberté : son ami est à l'opposé de son père, et sa famille est chaleureuse, ouverte sur d'autres perspectives que l'univers terne du travail. À défaut de sens, elle y trouve la chaleur du lien. Néanmoins, elle se sent habitée en permanence par sa propre incertitude, et craint qu'elle ne finisse par déteindre sur cette relation positive.

Impasse adolescente

À ma demande, Julie réexamine son histoire personnelle. Elle a été une enfant sage, rêvant de métiers d'aventure et d'espace de découverte. Son adolescence s'est ouverte sur l'appropriation d'une certaine autonomie que permettait le fait d'habiter dans le centre d'une ville moyenne. Elle avait commencé à construire les liens d'amitié et d'amour nécessaires à la distanciation adolescente, qui constituent aussi les appuis utiles à une opposition aux normes parentales. Mais l'évolution professionnelle des parents l'a fait passer, en plein milieu de l'adolescence, d'un milieu urbain et d'un groupe d'amis à un milieu rural dans lequel elle s'est trouvée isolée. Elle a vécu la rupture des relations les plus importantes pour elle, et elle a régressé à une position de dépendance au plan de ses déplacements. Double perte que celles de ses liens et de son autonomie. De plus, les conditions de scolarisation se sont dégradées : il lui fallait prendre le bus à des heures matinales et revenir tardivement en fin de journée, toujours seule, pour faire ses devoirs. Plus encore, sa fratrie, plus âgée, s'est éloignée. Prise dans l'univers clos du monde familial, elle a été sous l'emprise directe de son père. Elle s'est alors rétractée sur elle-même, prise dans une dévalorisation qui l'empêchait de nouer de nouvelles relations, qui de toute manière lui paraissaient superficielles puisqu'elle avait laissé ses vrais amis dans son ancienne ville. Ce qu'elle avait pu construire en quelques années ne pouvait se reconstituer dans cet univers rural. Elle en a fortement voulu à ses parents de l'avoir amenée là, et leur a manifesté une hostilité silencieuse durant plusieurs années. Les idées tristes et la déprime se sont insidieusement installées.

Pour Julie, ce deuxième temps de l'adolescence est celui d'une cassure et d'une impasse qui l'installe longuement dans une position d'acceptation passive. Il lui est impossible de construire une opposition à l'exigence paternelle et une autonomisation suffisante. Elle retombe dans les rets de la norme paternelle sans trouver la force suffisante à une révolte salvatrice. Elle ne peut élaborer ses propres idéaux et ne conserve que la place d'une exécutrice du souhait parental.

Julie nous dessine les effets d'une emprise dont on ne peut se défaire, et qui empêche l'émergence d'une vie adulte autonome, suffisamment libérée des dettes familiales pour s'engager dans son propre parcours. Une telle emprise fait trace dans la mesure où elle peut conduire à reproduire un contexte familial fort proche. Le risque est celui de la répétition de l'interrogation d'une génération à l'autre.

Culture familiale de la dépendance

Nous nous inquiétons de temps à autre de l'indépendance trop grande de nos enfants, quand nous les voyons prendre des initiatives que nous n'avions pas à leur âge. Nous nous soucions des difficultés dans lesquelles ils s'embourbent, nous sentant confusément responsables de leurs échecs.

Ils pointent nos insuffisances et nos incapacités de manière horripilante : que nous en ayons fait trop ou pas assez, et malgré notre sentiment de leur avoir sacrifié beaucoup, ce n'est jamais suffisant, jamais adéquat. On se morfond de les voir se poser des questions que nous n'avons jamais osé formuler.

Françoise est suivie depuis quelques mois pour des troubles du sommeil (insomnies essentiellement), mais ce qui la préoccupe vraiment, ce sont ses difficultés relationnelles avec sa fille, âgée de quinze ans.

« Ma vie se réduit à ma famille et à mon travail. L'idée d'entrer en contact avec les autres me fait peur. Même quand des gens viennent chez moi, je me sens mal à l'aise. Je n'aime pas, par exemple, que ma fille amène ses amis chez moi. Elle le sait, et nous nous sommes souvent disputées à ce sujet.

C'est une enfant fragile, vous savez. Bébé, elle pleurait tout le temps, et refusait souvent le biberon. Ensuite, elle a fait beaucoup de cauchemars. Elle est suivie en psychothérapie depuis des années. Je pense qu'elle est anorexique, et à l'école, certains de ses professeurs partagent mon avis. »

Les difficultés précoces de Françoise avec sa fille traduisent le malaise dans le lien qui vient à s'exprimer au temps de l'adolescence. Mais la nature des liens construits, au-delà de la phobie sociale et de l'anxiété perceptible, s'ancre dans d'autres réalités affectives.

Poursuivant sa description de son univers familial, Françoise évoque son mari. Anxieux, stressé par son travail, celui-ci est victime de problèmes cardiaques importants ; il souffre d'autre part d'impuissance sexuelle, qu'il attribue à ses médicaments, mais qui semble antérieure à sa maladie. Françoise n'ose pas parler avec lui du manque qu'elle ressent. Cette distance relationnelle, la maladie et les problèmes professionnels de son mari l'inquiètent d'autant plus qu'il était l'élément solide de la famille. L'insécurité de Françoise se trouve donc accrue par la défaillance de son mari sur lequel elle s'appuyait. La relation de couple est une relation dissymétrique dans laquelle la dépendance est la pièce maîtresse. Celle-ci vient à s'éclairer par les aspects de son histoire.

Petite fille modèle

Mains croisées sur les genoux, tête inclinée vers le bas, Françoise évoque dans son attitude et sa position une petite fille modèle. Pendant les entretiens, elle pleure beaucoup ; un jour, elle prend conscience d'une analogie entre le mouchoir qu'elle tient toujours à la main en séance et celui qu'elle prend pour s'endormir. Ce doudou, cet objet transitionnel auquel elle s'accroche, est la perpétuation d'un comportement d'enfant, et souligne l'insécurité interne dans laquelle elle se trouve. Elle peut alors se tourner vers son passé.

Les relations avec sa mère ont été et restent difficiles. Françoise lui reproche son manque d'affection et sa dureté. Elle ne s'est guère sentie soutenue ni protégée, d'autant plus qu'elle a subi deux épisodes d'attouchements exercés par des adolescents alors qu'elle était enfant. D'autre part, de violents conflits entre ses parents, activés selon elle par sa mère, la laissaient dans une peur sidérante. Le souvenir de ces disputes terribles la hante : quand son mari se met en colère (même si cela est rare), elle se sent tétanisée, et ne peut, comme à l'époque, qu'attendre que ça passe.

Françoise a tenté de pallier son insécurité interne et ses peurs multiples en se construisant un univers protecteur centré sur sa vie familiale et sur ses enfants ; elle rêvait d'une relation idyllique, sans conflit, un véritable cocon dans lequel les enfants, éternels bébés, pourraient recevoir tout son amour. Mais son anxiété va entraîner des distorsions et susciter des conflits dès les premières relations avec ses enfants.

En effet, la dynamique de croissance des enfants ne peut que s'opposer à cet idéal. Plus le temps passe, plus elle s'en trouve éloignée. Elle n'accepte pas que sa fille grandisse et tolère mal ses velléités d'autonomie. Elle attend qu'elle soit dépendante et qu'elle se conforme à ses règles de vie.

De fait elle ne peut comprendre l'agressivité de sa fille à son égard.

« Je la trouve ingrate. Chacune de nos prises de bec me blesse. Je lui ai tout donné, pourtant : amour, confort… tout ce que ma propre mère ne m'a jamais donné. Elle devrait être reconnaissante, non ? Et puis, moi qui avais pourtant de vrais motifs de le faire, je ne me suis jamais rebellée contre ma mère… »

Une adolescence inachevée

Il y a chez Françoise une double méprise : celle d'offrir ce que l'on n'a pas eu pour réparer sa propre enfance, et celle qui consiste à penser qu'une reconnaissance sera possible de la part de son enfant. Elle ne comprend pas que sa fille se montre plus autonome qu'elle n'a pu l'être, et qu'elle tente de sortir des relations de dépendance qu'elle instaure.

De fait, elle perçoit avec un grand désarroi que sa fille traite cette question de la dépendance dont elle n'est toujours pas sortie. En effet, Françoise attend toujours quelque chose de sa mère (son amour, sa reconnaissance), mais cela ne vient jamais. D'une certaine manière, elle n'a jamais pu achever une adolescence que sa fille est bien décidée à clôturer — même si elle ne trouve pour ce faire que des voies pathologiques.

Le poids des conflits infantiles dont Françoise est porteuse se déplace dans la relation avec sa fille, qui en devient en quelque sorte la porte-parole. Ceci pose la question de ce qui se transmet de mère en fille, en particulier des souffrances d'enfant qui n'ont su trouver résolution au temps de l'adolescence.

L'adolescence est un moment privilégié pour traiter des problématiques de séparation. Se séparer de ses parents c'est se détacher des attentes, des dépôts adressés par eux à leurs progénitures. Effectuer ce travail de séparation, c'est refuser d'être en place de compenser les failles parentales, c'est rendre à ses parents ce qui relève de leur propre histoire, c'est de ne plus être en place de combler leurs fragilités narcissiques et leurs impasses existentielles. Mais la séparation psychique est rendue parfois impossible.

L'impossible séparation

Il y a des séparations que nous n'avons su ou pu faire quand le moment était favorable. Ce que nous avons reçu a plombé au long cours notre trajet de vie. On se sent emprisonné dans un système de relations auquel nous n'avons pu nous opposer au temps de l'adolescence. Nous ressassons alors ces occasions manquées d'instaurer la distance nécessaire entre nos parents et nous, alors que nous avions décidé de prendre notre destin en main.

La séparation n'est pas non plus résolue par l'appartenance à un groupe. En effet, la place que l'on prend dans un groupe, l'aisance ou la timidité que l'on a, la reconnaissance ou l'indifférence dont on est l'objet, résultent de notre rapport à la séparation. Nombre d'entre nous confondent appartenance et capacité de séparation ; ainsi, certains croient qu'en se soudant à un groupe ou à une idéologie, ils ont gagné une individualisation par rapport à leurs parents. Ils ne font en réalité que déplacer leur dépendance. En s'affiliant à un couple, une famille, on ne se sépare pas de ses parents : on ne fait que substituer à ses parents un conjoint ou un nouveau groupe familial. La passion est alors la mise en jeu d'une dépendance exacerbée, quêtée désespérément, dont l'expression est l'emprise, l'aboutissement le rejet et l'absence.

Les conduites de dépendance (la relation adhésive, la quête affective, la soumission au désir de l'autre, les attitudes boulimiques), les manifestations anxieuses (l'expression phobique, le sentiment d'insécurité, l'instabilité, la peur de l'abandon, l'inhibition), les problèmes relationnels (la difficulté d'intégration, la disqualification de soi, la mythomanie, la posture masochiste), les limitations fonctionnelles (la pauvreté imaginaire et des affects, la faiblesse des investissements intellectuels) sont autant d'indicateurs de cette problématique de la séparation.

Mère et fille : tu es ma douleur

Les troubles de la séparation et les conduites de dépendance chez l'adulte ont des conséquences réelles sur la vie quotidienne. Si les effets ne sont pas forcément massifs chez la plupart, ils n'en sont pas moins présents. Il suffit de regarder, après quelques années de vie commune, les couples qui se sont engagés dans une relation de dépendance réciproque ou dissymétrique. Et ces aspects prennent une dimension dramatique au moment des ruptures ou des décès.

Immaturité affective, perméabilité des frontières psychiques, attribution à autrui de sa souffrance, répétition des scénarios familiaux, entrave au travail psychique de l'adolescence… sont quelques-unes des caractéristiques de l'échec de la séparation psychique, de la capacité à se séparer. Là encore, sous des formes atténuées, nous retrouvons certains points chez des adultes pour lesquels la prise de distance à l'égard des figures parentales a été insuffisante.

Effondrement familial

L'histoire de Floriane et de sa mère Isabelle nous permettra de mieux saisir ce qu'il en est de l'impossible séparation psychique, et comment se construisent des conduites de dépendance.

Lorsqu'Isabelle rencontre le père de Floriane, elle a déjà trois enfants de deux pères différents. L'ensemble de la fratrie présente des difficultés scolaires, et pour l'un d'entre eux, le seul garçon, des troubles psychopathologiques avérés. Isabelle est issue d'un milieu fruste régi par des règles paternelles rigides. Des suspicions de maltraitance sont évoquées. L'enfance et l'adolescence d'Isabelle paraissent peu épanouissantes. Comme une victime, une sacrifiée, son attitude est marquée par l'absence de revendication, la passivité, la soumission, le manque d'ouverture intellectuelle, l'interdit du plaisir et le discours normatif. La dépendance à ses propres parents est importante et perdure.

Le mariage avec le père de Floriane représente un élément stabilisateur et une période « heureuse » pour l'ensemble du groupe familial, jusqu'au moment de son décès brutal. Vécu comme catastrophique, celui-ci entraîne une dégradation sur tous les registres : la scolarisation des enfants devient erratique, les dettes s'accumulent. Remariée, Isabelle sombre dans l'alcoolisme, et finit par être expulsée de son logement.

Au hasard des rencontres, elle tente de retrouver d'autres relations de forte dépendance qui, en grande part, échouent, avant l'intervention des services sociaux ; après les mesures prises par le juge (divorce, suivi psychologique des enfants, relogement...), la famille vit une forme de dépendance institutionnalisée.

Le décès dans une famille est non seulement un moment douloureux ; il porte aussi le risque d'un effondrement du système familial. Le travail de deuil auquel sont confrontés non seulement la cellule familiale mais aussi chacun des membres peut buter sur nombre d'impasses et révéler les failles psychiques de chacun. La manière dont la famille tente de se restructurer, la façon dont l'adulte restant élabore cette perte, influent notablement sur l'évolution psychique des enfants. Ce dont on n'a pu faire le deuil viendra hanter l'adolescence au risque d'entraver le passage possible vers la position d'adulte.

« C'était l'homme de ma vie ! Depuis qu'il est mort, je ne m'en sors plus. Malgré les années, j'ai toujours aussi mal. Je pense à lui, et aussi à ma grand-mère, dont je me suis occupée jusqu'à sa mort… Je me souviens encore de son corps décharné. Leurs deux morts me semblent liées, comme si j'avais tout perdu.

J'ai gardé ses vêtements, et même la taie d'oreiller sur laquelle il est mort. Quand je vais trop mal, je les ressors. J'ai l'impression qu'il est encore avec moi.

Je vois bien comment les gens me regardent, et regardent ma famille. J'ai honte. Je me rends compte de ma déchéance. Vous savez, à un moment donné, je ne voulais plus voir mes enfants. Je ne leur faisais plus à manger. Un jour, même, j'ai voulu mourir. Je me suis pendue, devant eux. »

L'impossible de la séparation rend pathétique le drame vécu. Déni de la mort, idéalisation de la personne décédée, effondrement psychique, tentative de suicide, deuil interminable, fétichisation des objets de l'autre, réactivation des pertes antérieures s'enchaînent. La réalité traumatique du décès est majorée, amplifiée à l'extrême. Elle tient à cette adhésivité à l'autre, indispensable pour exister psychiquement.

On voit là encore ce qu'alimente l'insuffisant travail de séparation. Tout un chacun peut retrouver les mêmes mouvements en des circonstances similaires. Évoquons simplement le devenir de certaines ruptures amoureuses : ceux qui y sont confrontés ne perdent pas simplement un être aimé dont ils doivent faire le deuil, mais une partie d'eux-mêmes, vitale, ce qui les laisse mortifiés, vides, désorientés, amputés.

C'est une partie de moi qui est morte emportée par la disparition de l'autre. Pourquoi ne suis-je pas mort moi aussi plutôt que d'éprouver cette douleur intolérable ? Qu'ai-je fait pour que l'autre me quitte, pourquoi m'a-t-il fait cela ? Ai-je encore le droit, le devoir, l'envie de vivre ? C'est l'image de soi qui se voit atteinte, dans un mouvement d'autodestruction. On devient cause de la perte, coupable de ne pas avoir disparu, persécuté intérieurement par le mort ou l'absent.

Deuil et culpabilité

Le travail de deuil chez Isabelle échoue face à un effondrement narcissique, une faillite de l'image de soi. La perte de l'autre entraîne une destruction du moi. Elle se montre dans l'impossibilité de survivre au décès de son mari. Elle n'a rien intérieurement à quoi se raccrocher, si ce n'est le mort et les objets lui appartenant. Sa propre fragilité, son manque de points d'appui sur des figures parentales fiables dont le souvenir permettrait de faire face aux réalités actuelles, ne lui laissent pas la possibilité d'opérer un véritable travail de deuil. Son mari demeure un objet mort-vivant, inclus dans sa psyché, qui soit la persécute (entraînant les mouvements suicidaires), soit se conserve imaginairement au travers des objets lui ayant appartenu comme les vêtements ou la taie d'oreiller.

Cette fétichisation, qui tente de maintenir une intemporalité, réalise une curieuse alliance d'un objet de douleur et d'un objet de réassurance. Il souligne la satisfaction à se souvenir de l'objet perdu : il n'est pas mort, il est toujours là, il n'est pas dans un cercueil. Ce déni de la perte masque aussi l'horreur de la décomposition du corps qu'elle imagine dans le cercueil, et qui fait écho à la description détaillée qu'elle livre des soins donnés à sa grand-mère : Isabelle a été choquée par le corps décharné de celle-ci, d'autant plus qu'elle ne pouvait se soustraire à l'obligation de s'en occuper.

Bien des personnes confrontées à la vision d'un proche affecté d'une longue maladie entraînant un corps malade, amaigri, livide, disent ce qu'elles ont vécu de terrifiant, de traumatisant. Pour Isabelle, le désaveu de la décomposition apparaît comme un après-coup de l'horreur qu'elle a eu à supporter au spectacle du corps de sa grand-mère. Ayant été contrainte de lui prodiguer des soins, elle n'a pu accepter l'idée de recommencer ce processus lors du décès de son mari. Celui-ci se voit attribuer une valeur idéale, permettant d'échapper à ce pourrissement.

Fondements de l'amour, fondements de la haine

Mais si la présentation qu'Isabelle propose de son mari est tout d'abord idéalisée (bûcheur, attentionné, seul objet d'amour, période de bonheur), elle révèle ensuite une image plus contrastée (conflits parfois violents, problème d'alcoolisme). On relève une culpabilité forte et ambivalente, réactivée par le décès brusque de son conjoint. Elle ne pouvait vivre qu'en s'appuyant et en se protégeant derrière lui. Mais le désespoir tourne à la colère et à une agressivité certaine.

« Vous savez, de son vivant, il a failli me quitter plusieurs fois pour d'autres femmes… Comme si je n'étais pas assez bien pour lui. Finalement, en mourant, il m'a laissé tomber. Je lui en veux. »

C'est là toute l'ambivalence que l'on conserve à l'égard du disparu : intimement, on lui en veut de nous avoir abandonnés ; et l'on s'en veut d'avoir une telle pensée. Cette culpabilité persécutrice nourrit tant les conduites autopunitives que le désinvestissement massif de la réalité. C'est elle qui alimente, pour Isabelle, la tentative de suicide ; mais le caractère démonstratif de celle-ci annonce la projection de cette culpabilité sur ses propres enfants.

32

Un trop lourd héritage

En effet, la place des enfants se trouve en ce cas modifiée. Selon les cas, ils peuvent être vus comme cause de la disparition ou de l'absence, comme des objets de substitution permettant de nier la perte, ou encore les porteurs d'une anxiété, d'une crainte de la mort projetée sur eux.

Floriane viendra prendre certaines de ces places pour Isabelle. Elle devient le lieu d'une condensation des souffrances et de l'anxiété de sa mère. Elle représente à la fois, et de manière contradictoire, le mort et la menace de mort, la souffrance de la perte et la cause de la perte, l'objet d'abandon et les figures parentales qui ont abandonné la mère, source de consolation et lieu de haine.

Floriane se trouve de plein fouet investie par la dépression maternelle, et se voit conférer la position d'enfant de la perte. Sa mère ne lui offre guère d'autres choix que de s'identifier à sa dépression en regard d'un père à jamais perdu et irremplaçable. L'attachement à cette figure idéalisée décédée entraîne une forte dévalorisation de soi. Ce processus est accentué par la fragilité de la figure maternelle, qui alterne menaces de suicide et d'abandons dès qu'elle sent que Floriane s'éloigne d'elle.

Ainsi, toute tentative de séparation est sanctionnée. Dans ces conditions, comment Floriane pourrait-elle se développer et se construire sereinement ? Elle présente en effet de nombreuses difficultés psychologiques. La perturbation de la représentation de soi, marquée par la dimension dépressive, tient tant à l'impossibilité de se structurer en regard de l'image paternelle idéalisée qu'à l'investissement massif comme enfant de la perte de la part de la mère. L'identification à l'image maternelle ne se présente que sur le mode de la faille, de l'échec et du négatif.

Retenons, au-delà des particularités de l'histoire d'Isabelle et de Floriane, à la fois l'ambivalence du dépendant, qui hait celui qui s'éloigne et lui reproche agressivement de l'avoir abandonné, et la culpabilité ressentie, qui conduit à des attitudes d'autopunition. Relevons encore ces conduites de surveillance et de jalousie qui surgissent en raison même de cette crainte d'abandon. On reconnaîtra là quelques attitudes fréquentes chez les personnes en souffrance face à la séparation.

Car ce que nous apprend l'histoire d'Isabelle et de Floriane, c'est ce que nous entendons de la part de nombre de jeunes adultes qui disent n'avoir pu s'extraire de la place qui leur était attribuée par l'un de leur parent, qui ont fait d'eux la cause, le remède ou la représentation de leur souffrance. Cette fonction a empiété sur leur construction psychique, et ne les a pas autorisés à devenir eux-mêmes, puisqu'ils ont eu une fonction de défouloir, de bouchon de l'angoisse parentale. Les rapports d'Isabelle et sa fille montrent combien les choses sont complexes : en tant qu'enfant, on se trouve investi par des sentiments contradictoires, en prise avec des affects entremêlés déposés par nos propres parents.

Peut-on aussi aisément faire le tri entre ce qui s'est ainsi déposé, ce qui nous a bercés de tant d'ambivalences, et ce que nous-mêmes avons compris et ressenti de tout cela ? L'adolescent n'a pu effectuer cette distanciation, car le risque était celui de l'effondrement dépressif du parent concerné. Une adolescence impossible confère une vie d'adulte mutilée dans la quête d'une nouvelle dépendance.

Une culture de l'abandon

D'une manière globale, il semble que le décès de son mari, avec lequel Isabelle entretenait une relation narcissique, conduit à un mouvement mélancolique face à une triple perte : l'homme aimé, des parties d'elle-même et l'idéal conjugal. Ce décès réalise une véritable déflagration, une réelle catastrophe psychique qui la mortifie. En même temps, elle trouve une satisfaction à entretenir cette douleur psychique qui deviendra le nouvel organisateur familial. Elle tente conjointement de maintenir la présence vivante de son mari par la fétichisation de la taie et des vêtements et par la sacralisation de Floriane.

Ainsi, le décès réactualise sa souffrance psychique corrélée à des défaillances de l'image de soi, jusqu'alors étayées, compensées par son mari. La figure paternelle dans sa réalité, qui représentait un repère et la loi, a été remplacée par une figure imaginaire, idéale mais perdue, inaccessible. Le système familial ne peut plus tenir, il est comme une tente dont on aurait enlevé un piquet central.

L'impossible deuil fait qu'au lieu d'une perte acceptée il n'y a que le gouffre dans lequel on se sent rejeté. Au lieu d'un point de repère auquel on peut s'accrocher, il n'y a que le vide sidérant sur les parois duquel les doigts glissent indéfiniment.

La vie d'Isabelle nous montre aussi que ce qui a rendu invivable cette perte est l'insécurité affective de sa propre enfance. L'absence de processus d'adolescence, fait pour elle de soumission et de sacrifice, n'a nourri qu'une quête de dépendance dont la rupture brutale la laisse démunie. Son histoire, pourtant singulière, évoque une société dans laquelle la mort est difficilement pensable, où les repères sont en mutation, et où l'existence dépend énormément du regard d'autrui.

Les enfants sont mis en position d'avoir à occulter ce qui n'est pas pensable et sont installés à une place sacralisée. On leur attribue ainsi la fonction de pallier les anxiétés multiples des parents et de compenser la défaillance des repères sociaux. Ces traits entravent le travail de séparation de l'adolescence et les mettent en situation délicate dans la confrontation aux situations de rupture inévitable au cours de la vie. En effet, la dépendance se retrouve au cœur des relations affectives, amoureuses et conjugales, et la séparation ne peut être affrontée.

Un trait majeur partagé par d'autres adultes est cette culture de l'abandon qui devient le nouvel organisateur après le temps de la rupture : je ne suis plus celui ou celle en quête d'une personne protectrice, mais celui ou celle qui est à jamais à l'abandon.

***

Ainsi, au cœur de nos vies d'adulte, nous retrouvons-nous parfois en proie à des dépendances héritées de notre passé, et qui font retour. Là où nous nous pensons libres, nous sommes en réalité agités par des sentiments, des attitudes et des conduites qui nous entravent et nous font souffrir, menant parfois aux portes de la dépression.

Les figures de la dépression moderne

Derrière les masques de la dépendance se tapit l'expression dépressive. Les divers aspects de l'effondrement que nous venons de voir renvoient entre autre à une image du père inconsistante, à une fragilité narcissique du fait de la nécessité de la reconnaissance par un tiers, à l'incertitude du lien avec l'image maternelle ainsi qu'au poids des dépendances familiales. Comment se construire une identité dans de telles conditions ? Là où échoue le travail de l'adolescence, les drames infantiles ne peuvent être remaniés, la distance à l'égard de ces relations passées et de ces traumatismes ne peut être prise. On se trouve alors en proie à des souffrances indépassables qui vont faire le lit du vécu dépressif. Le sentiment d'impasse, celui de ne pouvoir s'en sortir, l'image négative de soi, l'absence de points d'appuis externes, l'impression d'inutilité de toute démarche, l'insatisfaction chronique, un fond de colère constant et la perception d'un délaissement sont autant d'expressions de ce ressenti dépressif.

Répétition des drames familiaux

Les couples se font et se défont, certes plus rapidement que par le passé ; mais ce qui fait question ici est un sentiment de désenchantement indépassable pour certains. Il y a quelque chose qui manque ; l'intensité de la relation disparaît rapidement, le lien attendu reste décevant. De relation en relation, c'est la même histoire sur laquelle on vient buter. On répète les mêmes impasses, les mêmes déceptions.

Un couple adolescent

Éliane et Marc se sont rencontrés au temps de l'adolescence. Éliane est sensible à l'aspect rebelle et émotif de Marc, Marc est touché par la légèreté et la liberté de vivre d'Éliane. Leur vie de couple est marquée par une joie de vivre presque adolescente, jusqu'à ce qu'Éliane éprouve le désir d'avoir des enfants, comme pour consolider le lien amoureux.

Mais, devenu père de deux filles, Marc se dit inquiet de cette position nouvelle et inconfortable qui vient rompre la magie du couple. Très rapidement des conflits apparaissent ; à l'intérieur du couple, les reproches et violences émergent. La légèreté devient de l'inconstance, l'émotivité de la fragilité.

Des positions paradoxales se dessinent : Marc est contraint d'effectuer toutes les tâches dont Éliane ne peut s'occuper, et il lui reproche cette situation ; Éliane, de son côté, s'installe dans une position de dépendance tout en revendiquant une autonomie. Chacun reprend à son insu des modes de fonctionnement de sa famille d'origine : rigidité et normes strictes pour le rebelle, instabilité et dépendance pour la libérée. Les difficultés quotidiennes sont sources de blessures et de conflits qui entraînent des attitudes de repli pour Éliane.

La distance se creuse ; Marc fuit l'espace familial, Éliane plonge dans un ennui à tonalité dépressive. Les conflits s'enveniment, chacun campant dans la caricature de son penchant : Marc est de plus en plus rigide et cherche à affirmer son emprise, Éliane se montre de plus en plus dépendante et dépressive. Chacun reproche à l'autre d'être la cause de son tourment et de l'échec de cette si belle histoire d'adolescence.

Les vieux démons ressurgissent : le lien amoureux, qui avait servi à éteindre le feu des souffrances et des contradictions internes, se délite. La rupture est inévitable.

Éliane vit alors une période festive débridée, comme pour se noyer dans l'absence à elle-même ; elle a tiré un trait sur le rêve du couple merveilleux, et évite tout affrontement avec Marc. Celui-ci, de son côté, se rigidifie pour éviter d'être envahi par des sentiments de tristesse ; il s'enfonce dans une hostilité et un renfermement dépressif, et vit chaque conflit comme une persécution. Chacun a été profondément blessé par le devenir de la relation, par les débordements qui ont accompagné les crises, et par les désillusions de la relation amoureuse.

Les enfants deviennent un enjeu de dispute ; objets d'une lutte d'appropriation et partenaires forcés des jeux disqualificatoires des adultes, les filles de Marc et Éliane sont déchirées entre des parents qui se vouent réciproquement aux gémonies. Elles se voient obligées de faire coalition avec le plus fragile des parents ; contraintes de désavouer l'amour qu'elles portent à l'autre, elles en sortiront meurtries, avec l'impression de ne pas être aimées pour elles-mêmes.

Une rupture inévitable

Ainsi, malgré l'apparente solidité du lien amoureux, le couple a été le lieu d'un échec : la conjugalité a échoué, la parentalité n'est pas instaurée, et l'articulation des deux a été impossible.

Voilà encore l'histoire banale d'un couple adolescent dans lequel le travail de transmission a échoué. Les causes peuvent être recherchées dans la structuration psychique de Marc et Éliane, tous deux marqués par une figure paternelle peu fiable et une figure maternelle ambivalente.

N'ayant pu acquérir l'autonomie psychique suffisante, ils ont reconstruit une nouvelle mouture de l'impasse de leur propre histoire familiale. Au fond d'eux-mêmes, ils n'ont pu quitter psychiquement leurs parents respectifs. En raison même des conflits parentaux ayant nourri leur enfance, ils ont fondé leur couple sur l'idée de restaurer ce qui avait été détruit, chacun cherchant dans l'autre une figure parentale de sub-stitution.

La blessure est vive et livre chacun aux affres du désespoir. La dépression (re)naît de l'échec de la relation, du retour des vieux démons et de l'immaturité du couple. Quelque chose n'a pu permettre à chacun de grandir. Au lieu d'être un moyen de surmonter les conflits anciens, le couple est le creuset d'une souffrance renouvelée. Loin d'être une liberté, le choix amoureux a créé la répétition des impasses et le maintien de l'illusion. L'impossibilité à dépasser celle-ci convoque la répétition d'interactions anciennes et désespère d'un lien satisfaisant à l'autre. Plus encore, et de manière paradoxale, Marc et Éliane font vivre à leurs enfants ce qu'ils ont rencontré dans leur propre histoire.

Rejouer la même scène

Xavière, âgée d'une cinquantaine d'années, se trouve en conflit avec son quatrième conjoint, conflit d'autant plus douloureux qu'il ressemble étrange-ment à ceux qui l'avaient conduite à rompre ses précédentes relations.

À dix-neuf ans, elle a quitté sa famille pour s'installer avec un jeune homme dont elle appréciait la prestance, le goût de la fête et l'attitude un peu rebelle. Cependant, au bout de quelques années de vie commune, elle doit déchanter : habitué aux excès de fin de semaine, souvent ivre, son compagnon se montre violent, y compris envers elle. Elle ne peut que le quitter.

Elle tombe amoureuse quelque temps après d'un homme dont les rapports avec l'alcool sont aussi problématiques, quoique sous une forme différente. Incité par son milieu de travail, il s'adonne à une alcoolisation quotidienne qui le ramène assez fréquemment ivre au domicile. Leurs relations ne tardent pas à se dégrader, entraînant de violents conflits qui se terminent parfois en pugilat. La rupture consommée, Xavière se retrouve dans un état dépressif, désespérant de ses relations avec les hommes.

C'est dans ce contexte qu'elle va susciter l'attention d'un homme « différent » : féru de sports de combat, il manifeste une profonde répugnance à l'égard de l'alcool. Elle vit avec lui quelques années qu'elle décrit comme idylliques. Mais la situation change brutalement lorsque son conjoint se trouve confronté à la fois à des baisses de performances sportives et à des difficultés professionnelles. Il commence dès lors à s'absenter le soir, et très vite sombre dans de nombreux excès, en particulier alcooliques. Certains jours, sous l'emprise de l'alcool, il l'insulte, la menace et la frappe.

Elle ne peut s'empêcher d'aimer cet homme malgré sa conduite insupportable. Elle ne comprend pas son attitude, ni comment leur couple en est arrivé là ; mais elle décide de fuir cette relation.

Après cette troisième rupture, elle rencontre un homme lui aussi durement touché par les événements de la vie et ses relations amoureuses. L'affection qui les soude se fonde sur des modalités dépressives communes. Leur mariage scellera cette communauté dépressive, mâtinée progressivement par des périodes d'alcoolisation et des conflits d'où émergent des violences réciproques.

C'est à la suite d'une de ces crises, particulièrement violente, que Xavière se tourne vers un psychologue. Elle expose son déchirement intérieur entre une quête amoureuse impossible et la réalité quotidienne douloureuse d'un échec qui se répète d'expérience en expérience. Elle pressent qu'elle n'est pas sans avoir sa part dans ces effets de répétition, sans pour autant pouvoir la situer.

Au fil des entretiens, elle tisse des liens entre sa situation de vie et son enfance. Elle décrit longuement l'attachement à son père, avec lequel elle vivait une grande proximité. Cependant ces relations étaient marquées d'accrochages multiples, de violences et d'alcoolisation.

À son insu, Xavière a répété dans tous ses liens de couple cette alternance de tendresse et de violence, de proximité et de rejet. La scène conjugale n'est que le révélateur d'un drame qui s'est déroulé il y a bien longtemps, et dont le filtre de l'adolescence n'a pu tamiser les émotions et affects.

La recherche d'un allié

Nadia est une jeune femme déterminée et vive, apparemment sûre d'elle-même, parfois jusqu'à l'intolérance. Son histoire est d'abord celle d'une passion adolescente, qui l'a conduite à quitter précocement un milieu familial jugé « trop triste ». Mais l'aventure se terminera au bout de quelques années, en raison d'une insatisfaction foncière et du retour des sentiments dépressifs. Nadia s'engage alors dans une relation amoureuse moins passionnée, qui débouche sur une vie maritale. Son conjoint, plus rangé, presque terne, lui apparaît comme l'homme idéal. La jeune femme s'investit fortement dans cette relation conjugale, dont elle espère la réparation des souffrances liées à son histoire familiale.

Mais l'arrivée d'un enfant va entraîner un bouleversement. Un déplacement de l'investissement dans le lien conjugal s'opère vers sa fille, devenue dépositaire d'une histoire maternelle à panser. L'enfant devient un objet, et Nadia cherche à construire avec elle une alliance contre le père, disqualifié et cause de tous les malheurs :

« Depuis sa naissance, je m'occupe beaucoup de ma fille. Mon mari, me dit qu'il se sent mis à l'écart, éjecté. Il ne comprend pas qu'avec elle, je me sens forte. Il me déçoit beaucoup. Ce n'est pas ce que j'attendais d'un mari. C'est à cause de lui que je me sens à nouveau déprimée, comme après ma première rupture. Heureusement que je l'ai, elle... »

Malgré sa détermination apparente, Nadia a une image d'elle plutôt négative. Elle doute d'elle-même, ce qui induit un malaise et une certaine défiance dans ses relations. Solitaire et méfiante, anxieuse et dépressive, elle s'est construit un paravent constitué d'attitudes rigides et moralistes. Au fil des entretiens, elle s'aperçoit que son vécu dépressif est antérieur, et remonte à l'enfance ; la passion amoureuse, puis le mariage et la parentalité, ont servi de cataplasme à cette souffrance intime, contre laquelle elle cherche une alliée en la personne de sa fille.

Ne pas solder son adolescence, en laisser les débats à couvert, nous condamne ainsi à en revivre et répéter les échecs, et mine les fondements de notre propre personnalité.

Mésestime et crainte du monde

Combien de fois avons-nous éprouvé cette douce détestation de soi ? Le sentiment amer de ne pas vraiment s'aimer, de ne pas s'apprécier ou encore de dépendre de l'opinion des autres est quelque chose qui vient nous ronger intimement. Honte et crainte se mêlent comme pour nous empêcher de vivre. On ne sera jamais assez bien.

Maïté, une jeune femme, se plaint de conflits répétés avec les membres de sa famille. Ces conflits, dont les motifs restent anodins, semblent traduire une irritabilité fréquente ; elle exprime des reproches flous à l'encontre de ses proches. Mais le fil des entretiens déroule rapidement d'autres préoccupations de fond. Tout d'abord, elle révèle qu'elle dépend d'une image idéale, qu'elle quête dans le regard d'autrui. Elle se doit de convenir à tout le monde, que ce soit dans son milieu professionnel, auprès de ses amis ou de ses parents. Évidemment elle échoue à satisfaire l'attente supposée des autres, ce qui nourrit une certaine rancœur. Elle ne peut affirmer ce qu'elle est, ce qui la conduit à changer de style selon les dépendances auxquelles elle est soumise.

« J'ai l'impression de ne pas avoir de personnalité propre. Je manque de confiance en moi. Je ne me trouve pas assez belle ; je suis trop grosse, trop petite, mal proportionnée, et je n'ai pas une jolie tête… J'aimerais avoir recours à la chirurgie esthétique, mais par où commencer ? »

Maïté, d'autre part, ne se reconnaît ni compétences professionnelles ni habiletés particulières. Elle se trouve enfin inhibée, trop timide, peu à l'aise dans les relations sociales.

La honte existe donc sur tous les registres possibles : honte d'être soi, honte de s'affirmer, honte de ses compétences. Elle n'est pas à la hauteur d'un idéal tiré de la publicité et de la norme sociale. Car son souhait est d'être « comme les gens biens », dont tout le monde parle. C'est seulement à ce titre, croit-elle, qu'elle pourrait recevoir l'amour et la reconnaissance qu'elle espère. Elle se veut agréable et disponible pour masquer son mal-être et sa crainte de ne pas être bien vue. C'est, à son insu, devenu une véritable phobie, qui a des échos dans d'autres dimensions : elle a peur du noir, craint qu'on l'observe. Chez elle, elle ferme soigneusement les portes et les volets ; effrayée de rester seule, elle allume radio, téléviseur et lumières pour maintenir un fond qui lui évite la confrontation avec elle-même et fait taire sa peur de l'intrusion. Mais, surtout, il lui est impossible de se déplacer dans la rue seule ; elle a besoin d'être accompagnée pour se sentir en sécurité. Ce qu'elle appréhende, c'est le regard de l'autre, n'importe quel autre, qui viendrait se moquer d'elle, révéler sa carence et plus encore sa solitude.

La particularité de ces phobies, relativement fréquentes de nos jours, est qu'elles ne sont pas liées à la crainte du désir, en particulier sexuel (crainte de désirer et d'être désirée), mais plutôt affectées par la peur du vide, de l'absence et de l'abandon. Et nombreuses sont les jeunes femmes qui, comme Maïté, se trouvent en proie à ces sentiments d'abandon relationnel, à ces vécus de honte et de dévalorisation et à ces incertitudes identitaires.

Ces nouveaux visages du malaise social sont pétris d'anxiété et façonnés de phobies. Certes, on va trouver dans leur histoire de quoi éclairer ces difficultés : mère attentive et anxieuse, père inquiet et de peu d'autorité... Mais la surprise tient au fait que ces jeunes femmes (parfois jeunes hommes) ne sont pas en plein déroulement de leur adolescence, mais sont engagées dans la vie adulte. Ce qui apparaît somme toute commun à l'adolescence devient plus préoccupant chez le jeune adulte. Il y a donc quelque chose qui n'a pu se refermer en fin d'adolescence et qui demeure actif ultérieurement.

Perte d'attachement et crainte de désamour sont le lit des formes phobiques, mais elles peuvent déboucher sur des expressions plus dramatiques.

Mourir d'amour

La perte de l'autre, de l'amour, nous plonge dans les affres de la peine comme dans un véritable gouffre. Nous éprouvons un grand désarroi, nous perdons notre sens de l'existence ; le goût du monde se dissout, et nous ne trouvons plus nos repères identitaires. À quoi sert de vivre si tout est perdu, si nous-mêmes ne valons plus rien ?

> Gérard sort de l'hôpital après une tentative de suicide impressionnante, qui, par chance, n'a pas entraîné de séquelles. Il a déjà effectué plusieurs tentatives, par arme blanche et/ou médicaments, pendant son adolescence, à la suite de sentiments de « ras-le-bol » et d'impasse, face auxquels il n'a appris qu'à répéter le même mode de réponse.

Le prétexte avancé pour les trois dernières tentatives est celui des problèmes amoureux. Son rapport aux femmes est singulier ; au fond de lui, il les craint et reste persuadé qu'elles sont plus malignes, plus secrètes et capables des pires trahisons. Il se montre par ailleurs d'une jalousie pathologique, insupportable pour ses amies. Lorsque la dernière en date a souhaité prendre ses distances, il a exécuté devant elle une tentative de suicide impressionnante et sanglante : une sorte de *seppuku*.

« Je voulais lui faire peur, lui montrer que je ne pouvais pas vivre sans elle… Mais j'ai vraiment cru mourir, et je me suis rendu compte ensuite à quel point je m'étais mis en danger. Je ne comprends pas pourquoi je réagis de cette manière, ni pourquoi je suis aussi jaloux. »

Gérard est sujet à des idées morbides depuis longtemps accompagnées de mouvements dépressifs. Il a peur de la réaction d'autrui et se sent blessé, voire menacé, par le mensonge, par l'absence de franchise, par le risque de trahison d'un ami ou d'un proche. Et la tentative de suicide est une manière de quêter un monde meilleur.

C'est autour d'une problématique familiale qu'il pourra esquisser un point de souffrance fondamental : il a vécu le divorce de ses parents comme une réelle trahison. Le plus tragique pour lui est d'avoir été témoin d'une scène au cours de laquelle son père suppliait sa mère de ne pas le quitter. Profondément affecté par ce qu'il a vu comme une déchéance de son père, Gérard a reproduit la posture dans laquelle il l'a surpris lors de sa tentative de suicide.

La trahison qu'il craint de la part de ses amies est, au premier niveau, celle exercée par sa mère ; la déchéance qu'il s'impose lors de ces tentatives renvoie à celle de son père, vis-à-vis duquel il est dans l'impossibilité de formuler sa colère. Sans recours devant la perte affective, il ne peut se tenir droit face à la rupture : il se sacrifie et s'effondre devant le vide brutalement ouvert dans la relation. Parfois le vide est tel qu'il s'y précipite.

De même, Preston, jeune homme sans histoire, dynamique, apprécié de ses amis, vit la fin d'une histoire amoureuse fortement investie. Quand les conflits sont arrivés, il a développé des phobies sociales, ne supportant pas son image. L'angoisse émerge avec des sentiments de vide. Le jour où le conflit s'aggrave, où la rupture s'énonce, il éprouve un moment de flottement : regardant son image dans une glace, il ne se reconnaît pas, ne s'y trouve pas ; alors, brusquement, il se jette par la fenêtre. Par chance, il s'en sortira avec quelques contusions.

Preston avoue ensuite n'avoir pas su ni compris ce qui lui arrivait, comme s'il était dissocié de lui-même, absent à son propre acte, hors de la scène de sa propre existence.

Dans chaque situation, douloureuse, on retrouve cette défaillance de l'image paternelle, mais aussi souvent le fantôme de quelques morts dont le deuil n'a pu vraiment s'effectuer. Pour certains, la rupture amoureuse vient dupliquer le vide de la perte d'un proche, et c'est dans ce vide qu'ils se précipitent. Ils n'ont pu construire au cours de leur enfance ni affiner durant l'adolescence une consistance interne et une épaisseur psychique qui puissent amortir le choc de la séparation.

Chez nombre de jeunes adultes (et de moins jeunes), la consistance et la résistance psychiques paraissent insuffisantes à pallier les aléas de l'existence. Ils peuvent donner le change par leur convivialité, leur sociabilité ou l'insouciance qu'ils affichent ; mais que survienne un échec dans les relations et la bascule peut se produire. Elle révèle une souffrance interne, une perte jamais comblée qui parfois ronge leur vie.

Angoisse et dépressivité

Il est des périodes pendant lesquelles le sentiment de vide s'installe sans que nous ne trouvions rien à quoi nous raccrocher. C'est comme si quelque chose venait nous ronger intérieurement, absorber notre énergie et notre dynamisme. La pensée se fige, la fatigue nous envahit, nous sommes las du quotidien. Et nous nous mettons à ressasser des événements passés comme s'il y avait des émotions non digérées qui remontaient à la surface de notre vie.

Maxime est un homme de contact aisé qui vit une situation de couple pénible. Des problèmes de communication existent entre lui et sa femme, plus âgée ; celle-ci, dépressive, n'est pas toujours disponible pour échanger avec lui. Il s'ensuit des conflits au cours desquels il se découvre agressif. Leurs centres d'intérêt sont de plus différents. Elle lui reproche son manque de culture, le sollicite sur des thèmes de discussion face auxquels il se sent vide, incapable de construire sa pensée. De manière générale, il ne se sent pas à la hauteur des demandes qu'elle lui formule. Il n'a plus guère envie de lui parler, pourtant il sent une dette à son égard. En position de supérieure hiérarchique, elle l'a soutenu dans son activité professionnelle et sa vie personnelle. C'est sur ce registre de la domination que s'est construite leur relation. Mais le malaise de Maxime va bien au-delà de ses problèmes de couple.

« J'aime être dirigé, c'est vrai... Dans mon travail, on me demande une grande capacité relationnelle et une autonomie qui me sont pénibles. J'ai parfois de vraies baisses de moral qui me rendent tout difficile. Vous savez, il y a des jours où je me sens vidé. J'ai l'impression d'avoir le cerveau rongé, troué comme un gruyère, comme si on me mangeait de l'intérieur. Je n'ai plus la force de lutter, mon cerveau ne pense plus, ne réagit plus. Je n'arrive pas à terminer ce que j'entreprends, je me sens vieux dans un corps de jeune. Et puis je pense à tous ces morts, ma mère, mon père...

C'est comme si on m'avait ensorcelé. Parfois, je ressens réellement la présence de quelqu'un d'autre en moi, un étranger qui me pousse à mourir. Je ne sais pas ce qui m'arrive. Il m'arrive d'avoir envie de me suicider, simplement pour ne plus me sentir aussi mal... »

Interrogé sur son histoire personnelle, Maxime la décrit d'abord comme « sans problème » : il a été un adolescent discret, normal à bien des points de vue. Pourtant, lorsque nous entrons dans les détails, il révèle une réalité tout autre : ayant perdu sa mère vers l'âge de douze ans, il a été élevé par son père et ses grands-parents, tous disparus avant que Maxime n'atteigne la trentaine. Ces derniers décès lui ont laissé une grande impression de vide ; il a traversé une période dépressive, au cours de laquelle il a d'ailleurs rencontré son épouse.

Si l'attitude distante et les plaintes dépressives de celle-ci nourrissent ses sentiments négatifs actuels, ils n'en sont pour autant pas la source ; au fil des entretiens, Maxime prend conscience qu'ils ne sont que la résurgence de ce qui était apparu pour la première fois au cours de son adolescence : flottement généralisé, sentiments d'étrangeté du corps, rêves de chute… Il était à cette époque enfermé sur lui-même, fortement déstabilisé par la perte précoce de sa mère. Cela a été un choc qui a laissé un trou, un vide psychique. Mais cette adolescence, intérieurement douloureuse, n'a pas trouvé (en particulier auprès d'un père trop faible) de soutien ni d'écoute pour mettre des mots sur les ressentis.

Une adolescence banalisée est parfois une adolescence qui n'est pas le lieu d'une maturation ; lorsque tout reste en latence, le mouvement dépressif et anxieux peut réapparaître des années après – ici, lorsque la vie de couple échoue à colmater les souffrances intérieures de Maxime. La rencontre amoureuse, en effet, se construit sur une méprise si elle se veut une réponse à ce qui n'a pu se combler au temps de l'adolescence.

La dépression est donc au cœur de cette dynamique négative envahissante qui amplifie, des années plus tard, les sentiments dépressifs inhérents au processus adolescent. Son expression n'est pas seulement psychique ; elle s'affiche dans des comportements suicidaires ou autodestructeurs – comme les attaques sur le corps par brûlures, scarifications, ou insertions d'objets dans la peau.

***

Ce qui n'a pu s'élaborer à l'adolescence fait retour comme drame dans la vie adulte. La souffrance intérieure, issue fréquemment de l'histoire d'enfance, alimentée par les ratées de l'adolescence, entraîne un vécu dépressif parfois envahissant. Certains, alors, préfèrent agir que souffrir, et se tournent vers des comportements autodestructeurs ou suicidaires.

Le poids des deuils non digérés, non effectués, le poids des traumatismes ou des intrusions violentes qui n'ont pu s'extirper et se mettre à jour au cours de l'adolescence viennent hanter la vie des adultes.

Mais au-delà des caractéristiques dépressives, un autre point commun existe dans les cas décrits ici : pour beaucoup d'entre eux, l'image de soi reste précaire. Maxime comme Maïté, Nadia et Gérard s'aiment peu (quand ils ne se détestent pas), se trouvent laids ou difformes. Cette vision négative de soi, renforcée par des normes sociales exigeantes de présentation, révèle une fragilité profonde.

50

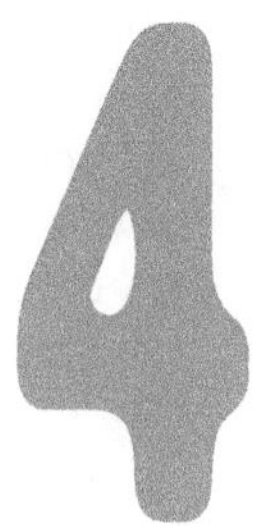

Des identités fragiles

Sens de soi et fragilité narcissique

On a rencontré à plusieurs reprises cette détestation de soi, ce narcissisme fragile. La difficulté à s'aimer, à s'apprécier, à se trouver des qualités, s'exprime aussi au travers du rapport que l'on entretient avec l'image de son corps. Certains d'entre nous tendent à le trouver inadéquat, n'en aiment pas les formes, le trouvent laid ou difforme. Se regarder dans la glace est pour eux une épreuve pénible.

La perception de son corps et l'image renvoyée par la glace sont un lieu d'insatisfaction ; c'est que quelque chose du rapport à soi, et en particulier à son corps, n'a pu se construire de manière pertinente.

51

Le bras long

Stéphane est un jeune adulte qui sous ses allures décontractées est particulièrement anxieux. Mal dans sa peau, il est littéralement obsédé par la forme de ses bras. Il ne s'accepte pas et pense constamment en toutes circonstances à l'inadéquation de ceux-ci. En réalité, ils ne présentent aucune particularité ; ni trop courts, ni trop longs, ni déformés, ils sont proportionnés à l'ensemble du corps. Il a beau essayer de se persuader que cela n'est rien, tenter de s'habiller autrement, il ne peut se débarrasser de l'idée qu'il n'est pas normal. Il ressasse constamment cette différence supposée, comme s'il était porteur de quelque chose de difforme qui le censure dans sa vie quotidienne.

Voilà une préoccupation qui vient saisir bien des adultes, que ce soit la forme du nez, des hanches, des pieds, des mains. Ce sentiment de non-conformité, cette forme discrète de haine de soi, n'est pas sans rapport avec l'inquiétude spéculaire de l'adolescence, époque à laquelle le miroir est un compagnon ambivalent, source d'une interrogation inquiète sur soi. On s'y mire, on s'y perd ; la quête éperdue d'une image de soi laisse souvent un goût amer d'insatisfaction. Le temps et la maturité éloignent en général ce sujet d'anxiété, mais parfois perdurent des restes, une focalisation sur une partie du corps, lieu de condensation d'une incertitude intime. Au plus simple, il y a la nécessité de plaire qui fait du corps un ennemi à maîtriser ; au plus complexe, il y a un trouble de l'identité dans lequel le corps est un élément étranger, voire persécuteur.

Stéphane est en proie à une perception déformée de son corps, que l'on appelle une dysmorphophobie ; elle l'encombre, le bloque. Il passe son temps à se comparer aux autres sur cette caractéristique. Et cette comparaison défavorable, qui s'étend à tous les domaines de sa vie (amical, social, professionnel, affectif…) est l'occasion d'une autodévalorisation. Il vit sous l'emprise du regard, supposé disqualifiant, des autres. Il souhaiterait être intégré dans un groupe, être reconnu, partager des moments avec autrui ; mais il n'engage que des rapports de force car il ne se sent pas à sa place.

Ce manque de confiance, cette crise identitaire qui s'accompagne d'un sentiment d'inexistence et d'inconsistance – au point parfois de faire naître en lui des idées suicidaires – rappellent ces jeunes adultes que nous évoquions précédemment.

Et, en effet, si la dysmorphophobie de Stéphane a pris de l'ampleur ces derniers mois après des années d'absence, elle est de fait apparue vers la fin de l'adolescence, à la suite de quelques remarques qu'on lui avait faites. De l'enfance au début de l'adolescence, il s'est présenté comme un enfant rebelle, hostile, faisant le clown pour ses camarades.

« J'avais beaucoup de colère. Je la dirigeais vers les autres, mais elle se retournait contre moi. J'en voulais à tout le monde, j'avais des conflits même avec mes meilleurs amis. J'avais besoin d'amitiés exclusives. Je crois que j'avais surtout envie d'être reconnu. »

De la même manière, son entrée dans la sexualité s'est faite par précipitation, comme une obligation sous-tendue par la vision de films pornographiques. Il n'a pu l'intégrer dans une relation affective. L'excitation, et non le plaisir, domine. Ce qui se rate en ce temps adolescent est l'articulation de la sexualité émergente avec les autres aspects de sa personnalité.

Haine du corps, sexualité étrangère à sa vie affective et dévalorisation se conjuguent chez Stéphane, et trouvent leurs racines communes dans un vécu difficile : dernier fils d'une fratrie laissée plus ou moins à l'abandon par des parents débordés, il n'a pas connu les gestes de tendresse maternelle, et s'est construit par comparaison avec ses aînés – comparaison souvent produite par le père lui-même, seulement capable de remarques négatives.

Il en a résulté des conduites d'échec, le sentiment de ne rien pouvoir s'autoriser. Stéphane a longtemps reproduit dans son comportement extérieur les rapports de taquinerie avec ses frères et sœurs et les conflits entre ses parents.

> « C'est comme si mon père avait un vide immense à combler ; et ma mère dépendait aveuglément de lui. C'était un homme froid, distant, avec elle comme avec nous. Il lui a fait vivre un véritable enfer. Ils vivaient comme enfermés dans leur histoire, sans rapports à l'extérieur. Parfois, je l'avoue, j'avais envie de le tuer tellement il était méchant avec elle. Je crois qu'elle y pensait aussi. Et pourtant, quand je me regarde dans la glace, je vois bien que je lui ressemble comme deux gouttes d'eau. Nous avons le même physique, les mêmes bras... »

Ce que Stéphane n'aime pas en son corps, c'est ce qu'il y retrouve du corps de son père. Son corps est le porte-drapeau d'un conflit et d'une impossibilité à pouvoir s'identifier à lui.

Le rapport à son frère aîné, à la fois admiré, jalousé et haï, est lui aussi révélateur : Stéphane, qui l'imitait en tout point, s'affublait de ses pulls, et se retrouvait avec des manches trop longues. Et c'est du jour où ce frère a quitté le domicile familial que la préoccupation dysmorphophobique a envahi la scène.

Ce frère était le substitut du père. Par ce biais, Stéphane évitait partiellement la souffrance de la distance paternelle et tentait de se construire une image de lui-même. Le départ de cet appui auquel il s'identifiait a amené le retour de la détestation à l'encontre de son père, détestation qu'il ne pouvait lui adresser et qui s'est retournée contre son propre corps.

Plus beau que moi...

Laurent, âgé de trente ans, fait état de grandes difficultés relationnelles, dues selon lui au fait qu'il n'est pas beau, que son visage est asymétrique et donc dépourvu de charme. Il a déjà subi deux opérations esthétiques du nez car ses collègues se moquaient lui. Actuellement, et dans l'attente d'une nouvelle opération, il ne sort pratiquement plus de chez lui.

« Je me trouve laid. Je le vois dans le regard des autres. Parfois, quand je me regarde dans la glace, je ne me reconnais pas. Cela n'a rien à voir avec ce que je pense, c'est un fait : mon visage est terne. Je ne le supporte plus. Peut-être qu'avec ma prochaine opération, tout va changer, que je pourrai enfin sortir, rencontrer les autres. »

Son discours apparaît détaché, factuel et fataliste. Il évoque à peine son histoire, pourtant difficile : sa mère est décédée lorsqu'il avait environ trois ans. Son père, qui ne pouvait pas s'occuper de lui pour des raisons professionnelles, l'a confié successivement à ses grands-parents, puis à sa deuxième femme ; celle-ci, rigide et peu aimante, ne s'est guère occupée de lui et n'a su formuler que des interdits. Le cursus scolaire de Laurent est marqué par l'échec (il s'est arrêté au bac professionnel), et par de violentes tentatives de suicide vers l'âge de quinze ans. Son orientation professionnelle est entravée par ses phobies sociales.

La distorsion de l'image de soi perçue dans le miroir confine au sentiment d'étrangeté : ce n'est pas vraiment moi, je ne me reconnais pas dans cette image.

Laurent nous parle d'une cassure entre ce qu'il vit de son corps et ce qu'il en voit. La liaison entre le monde du dedans et le monde du dehors s'est coupée ; quelque chose n'a pu être intégré. Il est des parties détruites qu'il s'agit de réparer pour pouvoir se retrouver soi-même dans le regard des autres.

S'approprier son corps

La construction des images du corps est un long processus qui débute dès les premières relations. La connaissance du corps s'élabore grâce à, et à travers, la qualité du lien parental (fait d'être porté, échanges, communication) lors de la petite enfance. L'image du corps est à la fois le lieu du sentiment d'existence, de l'accomplissement du désir et du plaisir. Il s'agit, pour le nourrisson, de se séparer de la dépendance au corps maternel en fabriquant une image de lui-même, en particulier à travers les mots et les limites des parents. Les jeux avec le miroir marquent un temps fort de cette individualisation.

Plus tard, cette image du corps se construit dans les appropriations, imitations des gestes, postures des autres. On se reconnaît dans le corps de l'autre, on s'y moule. On devient reflet, semblable à l'autre dont on est l'image et qui est notre modèle. Rappelez-vous ces jeux d'enfant qui consistent à s'affubler des vêtements et chaussures des plus grands, et du ravissement de l'adulte devant son enfant qui le singe et cherche à lui ressembler.

Cette construction de l'image de son corps est un jeu interactif, qui se conflictualise à l'adolescence. Ressembler ou ne pas ressembler à ses parents, avoir la même tête ou la même allure, traduisent les enjeux de la filiation et de l'autonomisation.

S'approprier son corps est un long trajet dont la construction débute dès l'enfance. Elle prépare à des différenciations plus fines, dont la différence sexuelle. Probablement en raison de la violence qu'a pu représenter la perte maternelle, Laurent n'a pu voir se confirmer l'image de lui-même. Comme toute personne confrontée à un deuil, il a vécu une amputation d'une partie de soi ; son jeune âge et l'absence de figure substitutive de qualité l'ont laissé en marge de sa propre identité. Il a construit une carapace psychique qui lui permet de nier sa fragilité narcissique ; mais son malaise ressort dans un défaut physique à réparer.

56

L'importance de l'image de son corps taraude chacun d'entre nous : s'accepter tout d'abord dans ses particularités, ressemblances et différences, accepter les modifications que le temps inflige à notre corps et à notre visage est au cœur de notre vie. Qui n'a pas frémi, de manière fugace, devant la vision de son visage défait dans le miroir ? Mais parfois, il y a quelque chose de foncièrement inacceptable qui nous ronge. D'aucuns se précipitent vers ces nouveaux taxidermistes que sont nos chirurgiens esthétiques. Conserver et naturaliser une jeunesse éternelle, transformer, selon la norme esthétique du jour, un héritage corporel inadéquat, sont les conséquences d'une image de soi plastifiée dans un monde où l'on ne vaut que par l'aspect extérieur.

Que la réparation d'une malformation modifie sa vie est indéniable ; que cela devienne la quête d'une perfection impossible est plus problématique — et surtout le signe manifeste que le remaniement et l'acceptation de l'image du corps qui s'effectuent au cours de l'adolescence ont échoué.

Cette fragilité narcissique trouve aussi d'autres formes d'expressions, en particulier à travers les addictions, qui sont aussi une caractéristique de nos sociétés. S'accrocher à un objet ou un produit de substitution, qui nous donne l'impression de plaisir ou de bonheur, est une manière de combler l'insatisfaction dans laquelle on se trouve. On cherche un sentiment de plénitude pour combler les vécus de vide, une euphorie qui pallie les moments dépressifs, et la certitude d'avoir à disposition l'objet nécessaire afin de remplacer l'incertitude des relations affectives. Mais de l'objet disponible à souhait, on passe rapidement au fait d'être disponible à l'objet, et on devient dépendant de ce que qu'on avait sous sa dépendance. L'objet est de nature variable : de l'alcool aux drogues illicites, du tabac au cannabis, du jeu au sexe ; et l'addiction implique que l'objet qui devait nous assurer un sentiment de bien vivre devient un objet de destruction, auquel on s'accroche malgré la succession des catastrophes de vie qui sont la conséquence de l'impératif de la dépendance.

Vers des conduites addictives

Nous avons parfois besoin d'un adjuvant pour soutenir notre moral défaillant. On s'accroche, s'addicte à un produit, à une pratique ou à une personne pour éviter de ressentir l'ennui, la tristesse ou la solitude. On ne trouve pas en soi le moyen de pallier ce manque ; alors, on le quête dans un objet extérieur que l'on peut tenir à notre disposition. Nous nous offrons l'illusion de ne pas être affectés et d'être capables de se passer de cette dépendance. Nous nions notre souffrance en affichant sa vertu.

L'alcool comme soin

Michel vient pour des problèmes d'alcoolisme ayant entraîné l'annulation de son permis. Son addiction est ancienne : dès l'adolescence, il s'est mis à inhaler du trichloréthylène en quête d'une sensation d'ivresse et d'état second, entre conscience et inconscience. Ces moments d'absence à lui-même, accompagnés d'hallucinations, le dopaient mentalement et physiquement ; mais les effets secondaires (fatigue intense, troubles de la respiration et du sommeil, malaises) l'ont conduit à être hospitalisé. Parallèlement, il consommait de l'alcool « entre amis » dans une forme de sociabilité adolescente.

L'ambiguïté de l'alcool est d'être non seulement un produit licite, bien qu'il soit parmi les plus dangereux, mais aussi consacré comme un mode de convivialité. Il signifie à l'adolescence l'identification à une posture adulte. Le phénomène de groupe fait pression aussi dans la mesure où la prise d'alcool s'inscrit à la fois comme forme de virilité et comme condition festive. La levée d'inhibition consécutive évite alors d'avoir à se confronter aux conflits liés aux interdits dont la personne est porteuse. L'alcool en groupe remplit trois fonctions : être comme les autres, être avec les autres, et s'autoriser à transgresser.

L'ivresse permet la jouissance d'actions excessives sans avoir à en porter le remord. Mais elle a une autre fonction, celle de s'absenter à soi-même pour ne plus avoir à porter le poids d'une tristesse intérieure. Cette fonction autothérapeutique apparaît nettement chez Michel. En effet, quand la plupart de ses amis ont trouvé des copines, il a préféré continuer à boire seul.

« Je me sentais triste. Je dormais peu, puisque je travaillais la nuit ; je me réveillais en début d'après-midi et je me mettais à boire. J'avais l'impression de ne rien pouvoir faire, de ne rien pouvoir m'autoriser à jeun. »

Il ne peut rester seul, éprouve le besoin d'être reconnu en payant des tournées. L'alcool devient le palliatif d'un vécu de solitude. Arrêté plusieurs fois dans la rue, il échoue en hôpital psychiatrique, et se sent dès lors déconsidéré dans son travail et sa famille. Si les périodes de travail lui apportent une certaine sérénité, il reste mal à l'aise face aux autres du fait d'un sentiment de honte. Devant chaque échec, malaise ou conflit, il se remet à boire.

« Je crois que mes problèmes ont commencé quand j'avais douze ans ; avant ça, je n'ai que de bons souvenirs. Mais mes parents se sont mis à se disputer, très violemment, et de plus en plus souvent. Ils ont divorcé. Cela a duré six ans, et je n'ai pas pu voir mon père pendant deux ans. C'est ma mère qui a tout provoqué, et c'est elle qui s'en est bien tirée. Mon père est mort peu après. Mes frères ont fini comme moi, ou pire. Il y en a un qui divorce, l'autre qui est dépressif, et on ne se parle plus... Quel gâchis !

Je crois que ma mère ne m'aimait pas, tout simplement. Elle ne me donnait que les vieux vêtements de mes frères. J'avais honte, à l'école, d'être aussi mal habillé. Même aujourd'hui, j'ai toujours l'impression qu'on me regarde, qu'on juge mes vêtements. »

Michel relie l'attitude de rejet et de négligence de sa mère à la perte d'une fille, morte à la naissance, avant lui. En même temps, il souligne la honte éprouvée à parler de l'alcoolisme de son père et de l'angoisse face au vieillissement de sa mère. Honte, angoisse, ambivalence, pertes et tristesse constituent un cocktail détonant qui le plonge dans un profond désarroi. La seule solution qu'il peut trouver est la solution toxicomaniaque, qui est la réponse en forme de repli à l'incapacité de faire face à autrui, à son inhibition.

Les conduites toxicomaniaques ont signalé la souffrance dans laquelle Michel se débattait à l'adolescence ; mais personne n'a entendu son cri, personne n'est venu le soutenir ni l'aider à mettre en mots ce qu'il vivait. Le travail de l'adolescence n'ayant pu se mettre en route, il s'est enfermé inexorablement dans sa dépendance alcoolique.

S'en sortir

Après avoir assisté à l'accident de son père, entrepreneur, Albert, jeune adulte, a été pris dans une tourmente toxicomaniaque. Non seulement il y a eu l'angoisse déstabilisante liée à l'accident de son père, mais surtout il n'a pu prouver sa capacité à reprendre la direction de l'entreprise en son absence. Le retour du père, invalide, après deux ans d'hôpital et de rééducation, a été terrible. Supportant mal sa situation, refusant la faillite de son entreprise, il a eu des paroles violentes à l'égard de sa famille, et principalement d'Albert. Effondré, celui-ci s'est précipité dans la prise de drogues, qu'il a vécue avec une forte culpabilité.

Pourtant, un seul entretien suffira pour lui permettre d'instaurer la distance nécessaire et à remanier sa position. L'arrêt de la drogue a suivi rapidement et il a renoué le dialogue avec son père. Albert, en effet, a pu saisir ce qui s'était joué dans ce drame : ce père qui lui avait tout donné restait capable de tout lui enlever ; il était une entrave au développement de son fils, à sa maturation. Albert, s'identifiant à son père, trouvait son assurance morale dans ses actes, dans le fait qu'il « faisait ce qu'il y avait à faire » ; en retour, il obtenait l'affection paternelle. L'échec de sa prise de responsabilité, comme la dureté des paroles de son père, a détruit ce modèle ; Albert peut à présent, sans fuir dans le faux-semblant de la drogue, chercher à construire une relation saine et équilibrée avec ses proches.

Aucun problème

« Je ne suis pas alcoolique. C'est juste que je me suis fait prendre trois fois en voiture, alors le juge m'a obligé à venir vous voir. Mais je peux tenir dix jours sans rien boire, vous savez. Sauf qu'avec la vie que je mène, j'ai besoin de décompresser : je suis toujours en déplacement, toujours sur la brèche. L'alcool et la fête me permettent de tenir. »

Georges, commercial enthousiaste et gouailleur d'une cinquantaine d'années, a pourtant un réel problème avec l'alcool : il a été suivi par un psychiatre, puis par un médecin alcoologue, a effectué deux cures sans succès, a vu un psychologue une fois. Bien qu'il le nie, il ne peut décrocher de l'alcool qui lui confère une assurance dont il tire de nombreux bénéfices narcissiques et relationnels.

Issu d'une famille nombreuse, avec un père commerçant très dur et exigeant à son égard, et une mère décédée brutalement quand il avait environ quatorze ans, il a été marié, mais sa femme a demandé le divorce.

« Je lui ai tout donné, pourtant. Mais je suis sûr qu'elle me trompait. Et puis ses parents me traitaient comme une "pièce rapportée", comme un moins que rien. Alors oui, quand je me sens déprimé, je me mets à boire. Je n'y peux rien. »

Pour Georges comme pour Michel et Albert, la solution toxicomaniaque est un palliatif d'un désarroi interne. Et il en va de même pour Kevin accroché à ses jeux Internet, Paul surinvesti dans son travail, Jacqueline accrochée à ses machines à sous, Marc compulsivement en quête de sexe et de « soirées chaudes »… Rien ne distingue vraiment les uns des autres dans cette course effrénée après un objet d'excitation qui puisse calmer leur tension et combler la fuite continue de leur sentiment d'existence.

Et pourtant cela ne suffit jamais tout à fait, les laissant plus exsangues au risque d'une escalade mortifère. L'anxiété est là, tapie, prête à surgir, et il faut la distraire, la maîtriser. Intérieurement, il y a un manque, quelque chose qui n'assure pas une solidité suffisante ; et ce manque s'exprime parfois par des actes.

De la fragilité à la violence

Trop c'est trop. Et cela explose, violemment en certaines occasions. Le coup de colère, le coup de gueule ou le coup de poing servent d'exutoires à notre tension. C'est un moyen d'obtenir la reconnaissance qu'on nous refuse, d'attirer l'attention devant l'indifférence manifestée. J'en ai marre ! Je me sens débordé, impuissant, déqualifié, abusé ; on ne me respecte pas, on me fait faire des choses que je ne devrais pas faire, on me dévalue devant mes collègues, on me demande des choses impossibles à réaliser, on me contraint… Face à cette litanie, l'action est une lutte contre l'image dépréciée, contre le dégoût de soi ou le sentiment de ne pas exister pour l'autre. Mais le risque est que l'acte ne vienne que confirmer ce que l'on craint…

Bon à rien

Après une période de prise de drogue pour apaiser ses angoisses, Victor poursuit une cure de désintoxication. Sa toxicomanie a été la source d'un dégoût de soi. Il a essayé de comprendre ce qui l'avait amené à cette dépendance. Au plan familial, il décrit une mère exigeante, peu affectueuse, lunatique, et qui le dévalorisait systématiquement. Il s'est demandé longtemps si sa mère était normale, et attendait une reconnaissance de sa part ; il dépend encore d'elle, et cherche toujours à lui plaire. Son père est présenté comme étant sous l'emprise maternelle, déresponsabilisé et plutôt en place de deuxième mère.

La prise de drogue visait à compenser le malaise ressenti avec sa famille. Pour retrouver son estime de lui, il a quitté le domicile familial ; mais l'indifférence apparente de sa mère à ce départ a accentué son sentiment de solitude.

Il ressasse ses idées, ses doutes, ses questions. Est-il, comme il le pense, dépressif, voire fou ? Il n'a de cesse de pouvoir parler de son passé, de ses profonds sentiments d'insatisfaction. Victor se dévalorise et recherche en même temps une perfection impossible. Fréquemment angoissé, sous anxiolytiques, il a peur qu'on ne s'intéresse pas à lui. Il a l'impression de ne pas diriger sa vie, comme s'il ne pouvait être ce qu'il devrait.

« J'ai constamment le sentiment de ne pas être à la hauteur, d'être incapable de bien faire. J'ai peur de déplaire, comme j'avais peur de déplaire à sa mère, au point que je faisais des bêtises délibérément, pour qu'elle puisse me reprendre… De toute manière elle ne savait qu'interdire ; pour elle il n'y avait rien de bon dans ce que je faisais. Et elle avait raison : je rate tout ce que j'entreprends. Arrêter la drogue, garder un travail, une relation… J'échoue à chaque fois. »

Dans ses tâches professionnelles, il cumule les bourdes, les erreurs ; chaque fois qu'il veut se rattraper, il s'enfonce un peu plus. Il ne supporte pourtant ni les remarques, ni les conseils. Il se précipite sur la tâche, sans y réfléchir pour ne pas s'inhiber par ses doutes, et commet inévitablement la faute qui le mortifie plus encore après.

Car la précipitation dans l'acte est à la fois une fuite en avant et la manière d'expulser un malaise, une tension. Bien qu'hésitant dans ses choix et pensées, Victor tente de substituer des actes à ses angoisses. Agir revient donc à fuir les pensées disqualifiantes d'incapacité qui l'inhibent et les jugements péjoratifs qu'il se porte à lui-même. Mais cette précipitation ne suffit pas, car il est rattrapé par ce sentiment d'infériorité, et son acte échoue.

Il agit pour sortir d'un vécu d'impuissance, mais replonge encore plus frénétiquement dans la dévalorisation. Au fond, son acte s'adresse à sa mère pour lui confirmer combien il est impotent. Ainsi, agir revient pour lui à mettre en scène son incompétence, à confirmer le regard négatif de sa mère dont il demeure prisonnier. La toxicomanie vient ici suspendre l'anxiété, réaliser une action en lieu et place d'une pensée et transgresser l'interdit ; mais elle confirme en dernier ressort son peu de valeur, et la boucle est une impasse.

Les sources de la violence

Charles est ce qu'on appelle communément un « marginal », placé sous contrôle judiciaire et suivi psychologique à la suite d'un certain nombre de délits sur la voie publique : vagabondage, ébriété, toxicomanie, rixes… jusqu'à une tentative de meurtre sans motif apparent.

C'est un jeune homme tendu, qui se décrit comme vivant un malaise interne profond. Il dort mal et peu, fait des cauchemars « bizarres ». L'ivresse aiguë dans laquelle il se réfugie le pousse à des actes de violence qui constituent une véritable évacuation de sa tension psychique.

Dur, impulsif, se maîtrisant mal, il gâche systématiquement les opportunités qu'il a, se mettant dans des situations de vie dégradantes. Pourtant, les tests le prouvent, il est d'une intelligence au-dessus de la moyenne ; sur le plan professionnel, il s'avère très performant, capable non seulement de réaliser efficacement son travail mais aussi de se faire reconnaître par ses pairs. Mais il ne supporte pas les structures institutionnelles et les contraintes, ni le regard de ses collègues, qui, selon lui, le jugent sur ses actes passés ; ceci l'amène à gâcher fréquemment les tentatives d'insertion qu'on lui offre.

Le suivi psychologique lui permet de dérouler le fil de son histoire : placé dès la naissance, il a subi le décès de sa mère d'accueil au début de l'adolescence.

« Quand elle est morte, je n'ai pas réagi. C'était comme si je m'en foutais. Je me suis même senti libéré. »

C'est pourtant peu de temps après qu'ont débuté ses actes transgressifs. La tension interne, mélange de désespoir, de colère et de haine, ne trouve comme échappatoire que les délits et la violence. Il n'y a pas de mots pour dire ce qu'il ressent, seulement des actes. C'est lui-même qui est affectivement perdu, mais devant l'impossibilité à penser cet isolement, il entre dans la marginalité et se met en lien avec des personnes dans la même désespérance. Poursuivi par une impression de solitude et d'abandon, Charles vit une période d'errance, faite de fréquentations marginales, de transgressions et de décès (overdose, accidents brutaux). Craint par les autres, dur, il semble ne pas en être affecté ; mais il est intérieurement rongé et détruit par les mouvements de haine qui ne trouvent pas d'expression. La mort, qui l'habite, est continuellement présente et mise en œuvre, jusqu'à son apogée : une tentative de meurtre sans motif explicite.

Le séjour en hôpital psychiatrique qui s'ensuivra est le point de départ d'un retour réflexif sur lui-même. Il se sent malheureux et ne se retrouve pas dans ses actes, pour lesquels il éprouve énormément de remords. Il prend également conscience que sa révolte est liée à la crainte du rejet. En effet, si la violence est au premier plan, elle apparaît comme un mode défensif. Le mépris affiché à l'égard des autres, la contestation de l'institution, l'isolement hautain et l'insensibilité affichée représentent une carapace, finalement débordée par la sourde angoisse qui le tenaille et par une culpabilité tenace.

Pour Charles, l'autre est d'abord le sujet d'une déception, puis d'une défiance et enfin d'une agressivité. Lui-même se vit comme un déchet, rejeté par les autres désormais indistincts. Coupable et mal aimé, il anticipe ce qu'il craint ; il rompt avant d'être rejeté. Le rejet qu'il éprouve s'est retourné en rejet d'autrui. Sa pensée s'est rétractée en une forme réactive, sans nuance ni imaginaire, débarrassée tant que faire se peut des sentiments. En effet, ceux-ci portent en eux le risque de l'évocation d'événements psychiquement douloureux et de relations trop brutalement disparues. Ces disparitions, qu'il n'a pu empêcher de survenir, ont entraîné un manque-à-être et l'ont amputé d'une partie de lui-même. Le recours à la violence protège des sentiments dépressifs, mais constitue en même temps une quête de l'autre.

Pour un adolescent déjà fragilisé, un deuil impossible peut décapiter le travail de l'adolescence. Or, le décès de sa mère adoptive l'a laissé en prise avec une ambivalence des sentiments : éprouvant confusément soulagement et peine, il s'est employé à dénier toute tristesse. Foudroyé psychiquement, il a cherché, pour survivre, à évacuer ce qui n'était ni acceptable ni pensable. C'est en regard de ce deuil impossible que s'égrènent une suite d'actes violents et une conduite d'errance destructrice.

Violence et silence

L'exemple de Charles nous montre que quand les mots viennent à manquer, il n'y a que la violence et/ou l'action irréfléchie. Comment com-

66

prendre autrement les comportements dangereux et autodestructeurs de certains jeunes adultes, que ce soit à travers l'alcool, la vitesse ou autres ? Au-delà des sentiments de toute-puissance et d'invulnérabilité, de la banalisation et du déni de responsabilité fréquemment invoqués, il faut y entendre cette incapacité à prendre en charge leurs propres mouvements dépressifs et malaises intérieurs. La surdité à eux-mêmes les amène à décharger abruptement leur angoisse.

Virgil, chaque fois qu'il se trouve à court d'arguments dans les discussions avec son amie, tape violemment à coups de poings dans les murs ou les portes ; la fin de non-recevoir de l'autre lui donne l'impression de n'être plus rien et l'empêche de penser, ne lui laissant guère comme solution que l'acte violent. C'est le même type de fonctionnement qui est à l'œuvre dans la violence familiale : on devient violent pour lutter contre la mort psychique, la mort en soi.

Incapables d'exprimer cette angoisse, certains restent coincés dans l'incertitude adolescente. Ainsi apparaissent des personnalités en mal d'identité et d'identification, peu différenciées au plan du sexuel, carents au niveau de la régulation des pulsions, instables au niveau des constructions et projets de vie.

Régis exerce un métier de sécurité ; garant de l'ordre et de la moralité publique, il est marié et père d'un enfant. Mais sur un autre versant, il entretient des relations homosexuelles, fréquente des boîtes de nuit de travestis et vole dans les magasins. Mal à l'aise, honteux, il dit ne pas comprendre ce qui lui arrive et être dans l'incapacité de contrôler ses pulsions. En même temps, il est incapable d'expliciter, de verbaliser ce qu'il ressent et vit de cette situation.

Manu, de son côté, est un caïd de banlieue craint et respecté. Il réagit violemment à toute remarque, car il ressent comme une humiliation toute allusion à ce qu'il est ou fait. De la même manière, s'il ne se déplace qu'en voiture conduite par un de ses seconds, c'est d'abord qu'il est agoraphobe, incapable de sortir seul dans la rue ; mais il ne peut en aucun cas l'avouer.

Ces personnalités « postmodernes » passent ainsi d'un sentiment de toute-puissance triomphant à un profond sentiment d'échec et d'inutilité. À défaut d'un étayage social suffisant, livrés à leur propre étalon, Régis comme Manu sont des sujets en faillite, en panne de désir, en faute – ou plus exactement honteux et en proie à un masochisme moral.

Incapables de s'exprimer, de donner des représentations psychiques d'eux-mêmes et d'élaborer des discours imaginaires ou symboliques, en état limite, ils ressemblent étrangement à des adolescents en suspens, dont la maturité tarde à s'instaurer ; chez eux, l'acte révèle un défaut d'acceptation de leur histoire personnelle. Des pans de celle-ci n'ayant pu s'unifier dans une cohérence suffisante à l'univers psychique, ils sont restés étrangers à eux-mêmes.

Une identité problématique

L'adolescence est avant tout un passage dans une société donnée entre un état d'enfant, inscrit dans la dépendance et l'immaturité, à un état d'adulte, autonome et responsable ; c'est le temps de l'expérimentation des pratiques et des potentialités de l'âge adulte. Ce temps est plus ou moins long et plus ou moins défini selon les sociétés : dans les cultures primitives, il est marqué par des rites d'initiation, remplacés dans nos sociétés contemporaines par l'accès au travail, à la conjugalité, à la maternité…

Mais les repères sociaux se sont déplacés ces dernières années dans le cadre d'une mutation sociale générale ; parallèlement, la notion même d'adolescence s'est diffusée, étendue, généralisée. Elle est devenue un

68

modèle social de comportements et d'attitudes. On a inventé les post-adolescents, les adulescents, ces vieux jeunes au seuil d'une posture adulte. La même plasticité psychique que celles des adolescents les anime, les mêmes troubles aussi.

Tous ados ?

À quarante ans, Virginie s'habille à la dernière mode jeune. Elle se sent et s'affirme jeune. Elle sort beaucoup, change fréquemment de partenaires ; elle fourmille de projets, s'agite, se dépense, se disperse. Accrochée à son portable, de SMS en MSN, elle est constamment branchée sur ses réseaux d'amis. Au fond, elle ne supporte pas d'être seule, véritablement « accro » aux autres.

Elle fuit les contraintes : travaillant par intermittences, elle ne s'est jamais réellement occupée de sa fille, car elle trouve ennuyeuses les obligations éducatives et scolaires de l'enfance. Passée l'euphorie narcissique d'avoir un enfant, elle a laissé le soin de l'éducation au père, pour, dit-elle, « retrouver sa liberté ». Ce qui l'intéresse aujourd'hui c'est que sa grande fille puisse devenir une copine avec laquelle sortir, faire les boutiques, s'amuser.

L'insécurité, pourtant, reste présente : elle surveille avec anxiété ses quelques rides et prévoit les opérations de chirurgie esthétique qui cacheront le relâchement de la peau, l'affaissement des seins et les ridules qui ornent son visage ; sous le prétexte de paraître « cool », les piercings et tatouages signent une véritable souffrance d'être soi.

Car Virginie, qui « n'aime pas parler d'elle », dissimule soigneusement ses week-ends de déprime, ses sentiments de culpabilité et sa mauvaise estime de soi. Elle présente des problèmes d'anorexie et des conduites toxicomaniaques. Profondément insécure, elle semble incapable d'établir des relations affectives durables. Éternelle adolescente, elle n'a jamais pu devenir mère.

L'allongement des études (le phénomène *Tanguy*), la sacralisation des modes et rituels adolescents à des fins mercantiles, l'incertitude et les changements dans les trajets de vie rendent la position d'adulte de plus en plus problématique à définir : il n'y a plus réellement de modèles repérables et stables. À quel moment, en quoi, par quelles caractéristiques est-on adulte ?

L'impossibilité d'être adulte

José est resté longtemps un jeune cadre offensif, voire aisément méprisant. Sûr de lui, individualiste et carriériste, il n'a pas hésité sur les coups bas nécessaires à ses promotions. Il a réussi, obtenu d'excellents salaires, habité un quartier valorisé, a réussi un beau mariage. Mais un brusque et inattendu licenciement le laisse en plein désarroi. Il prend conscience qu'il n'a personne autour de lui, que ce sur quoi il s'était construit ne tient guère, qu'aucune reconnaissance réelle n'est présente. Il se rend compte qu'il n'a jamais fait que répondre à ce qu'on attendait de lui et qu'il n'a jamais effectué de choix personnels. Il s'est passivement moulé dans les exigences sociales et familiales.

Il décide alors de changer de vie ; il quitte son amie, son domicile, et part « à la montagne ». N'ayant pour domicile qu'un camion qui lui assure mobilité et indépendance, il vivote en faisant des chantiers de rénovation. Il refuse à présent d'être dépendant à un métier, à des horaires de travail ; il ne veut plus s'engager affectivement. Il tient un discours vaguement anarchisant, et cette critique systématique du système social s'accompagne de nombre de petites conduites transgressives. Il ne parle que de liberté, comprise comme « je fais ce que je veux ».

Cette revendication, pourtant, ressemble plus à un caprice adolescent qu'à une pensée construite ; et ce rejet des normes sociales semble porteur d'un refus de la réalité. Ne s'agit-il pas, au fond, que d'une autre forme de fuite, où l'on refuse de s'interroger sur les motifs de son désarroi profond ?

***

Le temps mis pour accéder au monde adulte est de plus en plus long, on y arrive de plus en plus tard. Ce temps de l'entre-deux, cette « salle d'attente » est le lieu où surgissent moultes questions qui accroissent le sentiment d'incertitude. Ce temps moratoire rend d'un côté plus complexe la construction de l'identité (le qui suis-je ?), et en permet aussi une meilleure élaboration ; de l'autre, elle en multiplie les zones de fragilisation (suis-je certain de pouvoir être ce que je veux être ?). Se déploient en particulier les figures de l'incertitude identitaire qui viennent à se prolonger au cours de la vie adulte. Plus l'attente est longue, plus je doute de moi, de mes capacités et de mon avenir.

L'adolescence est la perpétuation d'un travail de construction de soi en articulation avec ses environnements. Elle demeure un travail de maturation sociale et émotionnelle, un travail de structuration de son identité, un travail de redéfinition de ses appartenances. À ce titre, en regard de l'histoire spécifique de chacun, le travail de l'enfance et celui de l'adolescence peuvent se trouver actualisés et remaniés au cours de la vie adulte. Certains retrouvent au cours de leur vie d'homme ou de femme des problématiques enfouies, non élaborées de l'enfance ou de l'adolescence ; d'autres construisent leur vie sur l'inachèvement de ces périodes, échouant à effectuer le passage, s'installant définitivement dans l'espace de transition.

Être adolescent, devenir adulte

L'adolescence, notion dont l'ampleur est récente, s'entend donc comme une période de transition entre l'enfance et l'âge adulte. Elle s'est longtemps articulée au phénomène physiologique de la puberté. Au plan psychologique, l'adolescence correspond à une exigence de travail psychique qui participe du développement de tout un chacun. Elle est le solde de l'enfance, elle en restaure les ratés, les insatisfactions, les insuffisances. Elle apparaît inéluctable, même s'il peut s'avérer que certains adultes ne l'ont pas réellement commencée, que d'autres n'en sont pas sortis et que d'autres encore l'ont clôturée avec des solutions inadéquates. L'adolescence fait crise d'une organisation antérieure, d'un équilibre relationnel passé et d'un rapport à soi stabilisé. Les conditions qui avaient établi ce mode de fonctionnement étant bouleversées, il y a nécessité interne à s'inventer de nouveaux dispositifs ; sinon, des réactions inadéquates du passé peuvent ressurgir, parfois jusqu'à l'effondrement.

Cette crise est non seulement celle de la sortie du carcan de l'enfance et de l'ouverture des possibles, mais aussi celle de la perte et du renoncement. Elle est un travail d'élaboration des solutions qui façonneront l'adulte à venir. C'est un temps d'expériences, pendant lequel se quêtent de nouvelles façons d'être et de faire. On a ses périodes rockers, hippies, gothiques ou autres ; on a des engouements pour telle ou telle activité. On voit se succéder des styles relationnels variés, des grandes amitiés aux relations superficielles ; on traverse des phases de conflits aigus et d'oppositions systématiques, puis des phases de réconciliation. Les contraires s'enchaînent : on passe de la quête de situations d'excitation à des positions ascétiques, des profondes réflexions philosophiques ou poétiques à la facilité consumériste et au plaisir des satisfactions immédiates ; l'ennui dépressif précède les festivités hystériques. Ainsi avons-nous tous cheminé dans un sens ou dans l'autre, nous figeant parfois dans l'une de ces postures.

L'adolescence est donc un passage qui se fait dans la discontinuité et la rupture ; elle est à la fois la perte de l'équilibre antérieur et son réaménagement. Ceci n'est pas sans produire tension et turbulence, incertitude et instabilité, d'où la vision traditionnelle de la « crise adolescente » (que ce soit dans la perception romantique de l'adolescent tourmenté ou dans celle, moraliste, de l'adolescent rebelle). Cette crise, qui peut éclairer le paradoxe du comportement adolescent, participe de la formation de l'identité ; elle est une prise de conscience du caractère inévitable et irrévocable de la fin de la période d'enfance et, à ce titre, laisse momentanément démuni dans des sentiments de solitude et d'urgence. La tension interne et la panique qui en résultent sont sources d'un rapport conflictuel avec l'environnement.

On sait pourtant que nombre d'adolescents traversent cette période sans heurts manifestes, sans révoltes ni conflits exacerbés. La crise n'est-elle que le fruit rare de quelques adolescents perturbés ? Ou bien l'évitement de la crise n'est-il que l'expression d'une immaturité qui la reporte à un moment ultérieur ?

À vrai dire, la crise adolescente est plutôt une appréhension interne dont l'expression est variable, un moment comme un autre dans la succession des crises de la maturité que l'on peut rencontrer dans son existence, au même titre que le sevrage, la première séparation avec les parents, les questions des trentenaires sur leurs choix professionnels et affectifs, les premiers bilans de la quarantaine... L'achèvement de ces étapes relève de l'autonomie psychologique et affective. Souvent reliée aux événements inévitables de la vie (pertes et deuils, échecs ou impasses professionnelles, conflits et ruptures affectives, réussites et promotions, mariages et naissances, etc.), chaque étape est un moment de vulnérabilité où les souffrances du passé peuvent être réveillées et l'équilibre perturbé. Les « crises » qui surgissent au cours d'une de ces phases de transition ou de réorganisation montrent d'abord que certains conflits du passé n'ont pas été résolus.

L'enjeu d'une période de transition, d'une étape de vie, n'est pas qu'un rééquilibrage, mais un changement, une transformation structurelle qui intègre les éléments antérieurs et les éléments nouveaux. Le principe du changement de l'adolescence est celui de la chrysalide : elle est un changement sur les registres corporel, cognitif, socio-affectif, moral, identitaire, narcissique, etc., qui construit un sujet autre possédant une nouvelle apparence physique, une forme de pensée différente, des modes affectifs et relationnels renouvelés et un fonctionnement social spécifique.

Peut-on accompagner ce travail de maturation complexe ? Et peut-on, surtout, revenir sur ses fruits s'il nous apparaît *a posteriori* qu'il n'a pas été complètement mené à bien, et qu'il perturbe notre fonctionnement ?

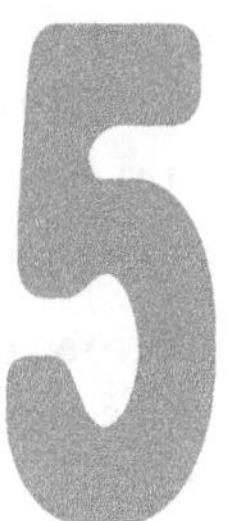

Le travail de séparabilité

Grandir, c'est se séparer

Le travail de séparation psychique se trame tout au long de l'existence. L'homme s'inscrit dans une position d'inachèvement, de dépendance, qui dure une longue période de sa vie et parfois même jusqu'en plein cœur de l'âge adulte.

Annie, quarante et un ans, a une allure jeune, presque infantile. Récemment divorcée, elle ne peut se résoudre à la séparation d'avec son mari et son fils de dix-neuf ans, qui les emmène les uns et les autres à changer de domicile.

« Sans lui, sans eux, comment vais-je faire ? Peu importe que je déménage à quelques kilomètres seulement, c'est comme si on m'arrachait une partie de moi-même. Je sais que je me montre trop jalouse, trop exclusive avec mon fils, et avec mes amis, d'ailleurs. Mais j'ai toujours été comme ça, que voulez-vous… »

Anxieuse, soucieuse d'ordre et de conformisme, Annie parle peu : elle a peur de la critique et de la désapprobation ; figée par la crainte de la honte et du ridicule, elle s'éloigne de toute situation qui risquerait de la mettre à mal. Elle se consacre tout entière à son travail, où elle est perçue comme froide et distante ; pourtant, dans ce cadre, elle se sent en proie à un sentiment d'infériorité, d'inhibition, qui la pousse à s'en remettre souvent à l'avis de ses supérieurs.

Dernier enfant d'une fratrie de trois, élevée dans une famille aux relations plutôt distantes, Annie est restée en position de « petite sœur », fragile et disciplinée ; au temps de l'adolescence, elle n'a pas su exprimer sa révolte, choisissant une voie toute tracée qui ne lui plaisait pas. Cette histoire de l'enfance, qui n'a pas connu de dégagement à l'adolescence, fait retour dans l'adulte et la laisse en proie à des sentiments de dépendance, d'adhésivité.

La nécessité de contrôler son environnement, le peu de capacité à exprimer ses sentiments et la froideur apparente masquent mal la crainte de perdre le lien à l'autre. Sur le plan familial comme sur le plan professionnel, Annie ressent profondément le besoin d'être prise en charge. La tentation de s'en remettre à l'autre pour les décisions s'accompagne d'une difficulté à assumer ses responsabilités. Il y a un manque foncier de confiance en soi. La peur de rester seule la taraude.

La solitude crée en effet un sentiment d'impuissance et s'avère source d'anxiété. La question première est donc de savoir ce qui se noue dans les relations parents/enfants qui rend parfois problématique toute séparation.

Désirs d'enfance

Les enjeux de la séparation sont présents dans les toutes premières relations. Ce qui se passe en ce moment-là, et qui sera remis en jeu à l'adolescence, n'est pas sans impact sur la vie affective de l'adulte à venir.

Dans les premiers temps de la vie, on est souvent dans l'extrême proximité, dans la collusion avec l'enfant, loin de toute idée de séparation. Le désir d'enfant, puis la naissance, ne sont que rarement les moments où l'on se formule l'idée que l'enfant devra partir, et que l'on va passer une bonne partie de son enfance, puis de son adolescence, à lui donner les meilleurs moyens de voler de ses propres ailes ; pourtant, l'émergence et la possibilité d'une capacité à vivre des séparations se construisent dès l'arrivée de l'enfant, et pourrait-on dire avant même sa naissance.

En fantasmes : les images de l'enfant

En effet, qu'est-ce qu'un enfant, sinon la somme des images qu'on s'en construit ? Du point de vue des psychologues (et suivant la spécialité de chacun), on peut le voir comme un ensemble de potentialités, comme un ensemble de données neurologiques de qualité variable à partir desquelles la croissance se fera. La structuration motrice et cognitive se fait par l'expérience progressive de la réalité et des apprentissages : on grandit par les situations rencontrées, par un affinement progressif de ses compétences ; on acquiert la marche, la course, le saut ; on apprend les sons, puis le langage qui se complexifie par la suite, etc. Bien sûr, ces potentialités sont variables : tel enfant présente un haut potentiel intellectuel, tel autre une limitation de ses compétences, tel enfant a de grandes facilités dans sa motricité, tel autre bute sur ses apprentissages en écriture. Ceci n'est pas sans effet sur la manière de grandir. De la même façon, les sollicitations, les stimulations et les apprentissages qui lui sont proposés par son milieu auront une forte influence. L'effet sur le devenir de l'enfant est indéniable et conditionnera une part de ses compétences ultérieures, voire ses types d'interactions. Ainsi, en situation d'apprentissage, se montrera-t-il capable ou non de solliciter l'autre, de s'ouvrir au monde, d'apaiser ses propres états de détresse ou de colère et, plus tard, d'intégrer les normes comportementales souhaitées et de développer ses compétences sociales et cognitives.

Pour le psychanalyste, l'enfant construit son sens de l'existence par le désir parental qui le soutient ; il s'affirme par la construction de son propre désir qui le rend petit à petit autonome. On pourrait, à la suite de S. Lebovici[1], convoquer plusieurs enfants, et en tout premier lieu l'enfant fantasmatique, qui est celui du désir de maternité ou de paternité. C'est l'enfant rêvé, en lien avec ce qu'on a vécu et avec ce qu'on a pu distancier ou non du rapport avec ses parents. Il peut être à la place du poupon des jeux de la petite fille, comme le montrent certaines mères adolescentes ; il peut être incarnation de sa propre mère.

Christelle, jeune femme, après une adolescence mouvementée, se trouve enceinte. Du père, il sera peu question, car à peine le bébé a-t-il quelques semaines qu'elle le remet à sa mère « pour qu'elle en ait tout le bonheur » : elle pense que cette petite fille serait pour elle source de beaucoup de soucis – autant qu'elle-même enfant l'a été pour sa propre mère – et préfère disparaître. Au fond, elle offre à sa mère un bébé en remplacement d'elle-même, en tant qu'elle se vit comme mauvaise, comme une fille insatisfaisante.

Le désir d'enfant chez l'adulte s'avère une opération complexe, qui mobilise tout un ensemble de préoccupations sur le rapport à ses propres parents et sur la possibilité de devenir soi-même parent en lieu et place d'eux (relégués au rang de grands-parents). Que nous l'imaginions blond ou brun, petit ou grand, semblable ou différent de nous-mêmes et de nos proches, cet enfant imaginaire traduit la projection dans l'avenir et la crainte de l'immédiat. Il exprime ce que nous avons pu régler comme contentieux éventuels à l'égard de nos parents et de la place que nous sommes venus incarner pour eux.

---

1. S. Lebovici, *Le nourrisson, la mère et le psychanalyste*, Le Centurion, 1983.

Or, cette image de l'enfant, cette interrogation sur la parentalité à incarner se déterminent au cours de l'adolescence, à la fois dans le travail d'acceptation de sa féminité ou de sa masculinité et dans le détachement d'une place d'enfant auprès de ses parents. Avoir un enfant, c'est interroger le lien avec ses propres parents ; c'est restaurer, réparer ou poursuivre notre place d'enfant et mettre en œuvre ce qui nous a été transmis au titre de la parentalité. L'enfant fantasmatique est un lieu d'accomplissement : il cherche à combler ce qui nous manque, ou vient représenter en actes ce qui nous poursuit.

Dans un premier temps, l'enfant est accolé, identifié à la mère et à ses parents ; il baigne dans les affects, l'émotion et les fantasmes parentaux présents dans l'échange quotidien : la manière dont on le berce, dont on l'embrasse, dont on le soigne, l'apaise ou l'excite, le rassure ou le terrorise, les mots avec lesquels on s'adresse à lui, mots d'amour ou de haine, instaurent la communication ou la distordent.

L'enfant est dépositaire du narcissisme parental : on aime l'enfant à la mesure de l'amour qu'on se porte ou de ce qu'il incarne pour nous. Mais il peut être l'objet de la haine ou d'une rivalité farouche si au lieu de se constituer comme objet partagé du couple, il est perçu comme celui qui évince l'autre partenaire.

Sa présence modifie donc l'équilibre familial, parfois à l'extrême lorsque, par exemple, il vient remplacer un autre enfant disparu antérieurement ou un parent décédé. De la même façon, certaines naissances ont pour fonction de maintenir un couple en difficulté ou de répondre à l'image de la famille idéale, soit qu'il ait pour mission de perpétuer une lignée, de compenser une défaillance parentale, de distraire un aîné…

Devenir adolescent, devenir parent

C'est donc bien encombré que l'enfant va grandir, et bien surchargé qu'il va aborder son adolescence, au cours de laquelle il doit se décharger de ces images et construire son propre destin. Et le dégagement possible va dépendre tout d'abord du fonctionnement parental.

En effet, c'est la suprématie du conjugal sur le parental qui permet de répondre à l'enfant sur la question du désir. Cela suppose que l'enfant ne soit pas le seul objet d'amour pour un des parents. L'amour conjugal délivre l'enfant de l'angoisse, de la question récurrente : « Que veut-elle ou que veut-il de moi ? » Seule l'existence d'un désir autre chez le parent peut délivrer l'enfant de son interrogation quant au désir de celui-ci. Si je suis le seul objet d'amour, en effet, cela m'oblige à ne pas trahir et à ne pas me détacher de mon parent.

Ne pas être l'objet de désir ou de jouissance de son parent est fondateur de son autonomie psychique. « Lâchez-moi », répète l'adolescent qui sent la présence trop prégnante de ses parents. « Je ne suis pas là pour te faire plaisir », s'offusque cette adolescente devant les chantages affectifs récurrents de sa mère.

Pour que les enfants puissent devenir parents, il faut tout d'abord que leurs parents aient assumé la fonction parentale, et acceptent clairement la différence de génération : combien voit-on de mères se rengorger quand on les prend pour la sœur de leur fille ? Pourtant, cette dernière, complice obligée, peut vivre la situation comme une source de souffrance, de désarroi ou de colère.

La parentalité provient d'une conjugalité, d'une rencontre désirante et amoureuse. Au fond, il faut qu'il y ait dans l'esprit des parents un couple fondateur et reconnu qui se perpétue et conçoive son enfant comme quelqu'un de suffisamment séparé de chaque membre du couple. En prenant ses distances avec ses parents par ses critiques et ses attitudes, l'adolescent interroge, à son insu, ce qui a fondé le couple. Il sollicite la nature de la conjugalité, les enjeux de la rencontre amoureuse, ce qui fait durer ce lien et les facteurs psychosociologiques qui y participent. Il sollicite donc la parentalité à la fois comme système familial et comme exercice pratique des fonctions éducatives. Enfin, il mobilise les liens parents/enfants dans leurs caractéristiques interactives affectives et fantasmatiques. Car la question adolescente est toujours la question de l'amour : m'avez-vous suffisamment aimé et en quoi ? Et l'adolescent y répond toujours négativement.

Pas mon problème !

L'enfance est une période qui demeure d'une forte complexité, difficilement réductible à une seule vision. Et l'adolescence en retravaille les attendus en une synthèse originale. Elle est un moment favorable pour remettre en question les désirs et missions qui nous sont assignés, et qui parfois entravent notre autonomie psychique. « Je n'ai pas été désiré », lance hargneusement tel adolescent, comme pour interroger sa place dans le désir parental. Telle autre demande à sa mère pourquoi elle a voulu un enfant, et apprend qu'elle est née un an après la mort d'un petit frère. « Mais laissez-moi tranquille ! », hurle une troisième, face à l'amour envahissant des parents ou leur sollicitude anxieuse.

Déposer et réduire les implicites des relations entre ses parents et soi-même est un enjeu fondamental pour l'adolescent afin de construire un désir qui lui soit propre. « C'est pas mon problème ! », répond Ryan à son père qui lui confie ses déconvenues conjugales. Trier ce qui revient à chacun dans sa valise d'enfant du couple permet à l'adolescent de ne pas avoir à continuer de porter les angoisses et drames qui ne sont pas les siens. À défaut, comme nous l'avons vu dans les exemples précédents, il peut être conduit à en payer longtemps le prix fort.

L'adulte, enfin, remet en scène ce qui n'a pu être dépassé. Ses drames affectifs sont rejoués et répétés auprès de son conjoint et ses enfants. Il se retrouve parfois en face de ce qu'il n'avait pu traiter, quand ses enfants devenus adolescents tentent à nouveau de résoudre ce qui pose problème et remettent sur la table les questions d'adolescents que les parents n'ont pu traiter. D'autres fois, il faudra une crise ou une rupture du couple pour que la remise en cause de la construction des liens conjugaux suscite l'envie de mettre à plat ses relations avec ses parents. Il n'est jamais trop tard pour voir les choses en face.

Ainsi, le travail de séparation met en jeu la problématique du lien à l'autre et les modalités de construction de celui-ci.

La construction du lien

Dans sa relation au nouveau-né, la mère assure une double fonction : d'une part, elle le protège de ses excitations internes et des agressions externes ; de l'autre, elle les anticipe et offre du sens. Dans ce lien interactif, les réponses du bébé nourrissent les attitudes de la mère, et la confirment dans sa position : le bébé la fait mère[1].

Qualité de l'échange

Le processus de communication initial se déroule à partir de messages extra-verbaux : gestes, mimiques, onomatopées, échanges de regards, qualité du toucher… fondent la particularité des échanges langagiers, des adaptations posturales réciproques et la synchronie des jeux. Ce lien interactif mobilise plusieurs stratégies, dont la manière de prendre dans les bras. Dans un premier temps, la mère sollicite cette proximité ; dans un second temps, c'est l'enfant qui la recherche, et la mère le repousse ou l'encourage, fondant ainsi les comportements d'attachement activés par le contact physique, et plus spécifiquement la vue.

---

1. Précisons d'emblée qu'il n'est pas de mère seule, qu'il n'y a pas en soi de relations mère/enfant : il y a éventuellement un couple, du moins des tiers actifs et interagissants. C'est d'un nœud d'interactions dont il faut parler.

La tendance à toucher, à caresser, à tenir, à soigner, à entrer en contact œil à œil avec son bébé, exercée dans des périodes sensibles, se déroule dans un bain d'affects, d'émotions et un espace fantasmatique de rêverie. La multiplicité des sensations et sentiments, leur aspect contradictoire, conduisent le bébé à construire du sens. Il perçoit les moments de tension, de colère, de tendresse ou de joie et s'y adapte. Ceci lui permet d'apprendre à éviter, à anticiper et à différencier ce qui est familier et ce qui ne l'est pas.

La qualité de l'échange au plan affectif et émotionnel permet l'éveil de l'enfant. Elle aide celui-ci aussi à construire sa pensée, à nourrir ses représentations. La manière dont une mère parle à son bébé, lui raconte des histoires et suppose ce qu'il ressent alimente ses réactions, sa façon de regarder, de rire, de répondre par ses vocalises et ses gestes. Cette interaction conduit ainsi à l'accès au code symbolique, au langage.

Les jeux permettent le développement et la maturation des affects. Les chatouilles, par exemple, créent d'abord chez l'enfant une stimulation sensorielle, où le rire permet de libérer l'excitation ; mais, en variant leur rythme et leur intensité, en les suspendant et les reprenant, en les annonçant par des regards, des mots ou des sons, la mère accompagne la stimulation tactile par une stimulation cognitive. À partir de trois mois, l'enfant connaît le paradoxe de l'attirance et du refus craintif des chatouilles ; c'est l'attente, engagée par l'attitude de la mère, qui déclenche le rire. Ainsi, le bébé inaugure sa capacité à lier ensemble des morceaux d'expériences au cours d'un échange ludique, riche en vécu affectif et émotionnel. Ceci permet de développer la tolérance à la frustration et d'intégrer la capacité d'attente.

C'est le corps de l'enfant qui sert de vecteur à ce dialogue. L'enfant s'approprie l'amour que la mère dépose sur lui. Rempli de cette affection, il va pouvoir chercher à se séparer, à se distancier. Le travail de séparation, activé par le bébé lui-même, favorise l'établissement des frontières corporelles et une prise de conscience des parties du corps. Il vit son corps comme séparé de celui de sa mère, et comme sa propriété.

Devenir mère

Ce processus nécessite également un travail psychique au niveau de la mère, qui débute lors de l'accouchement, au cours duquel celle-ci se trouve prise entre l'aspiration au repos et les soins à accorder au bébé. Ceci induit une haine initiale de la mère à l'égard du bébé. Ce terme peut paraître excessif ; mais il traduit les mouvements de saturation devant les exigences immédiates du bébé, qui se retrouveront ultérieurement devant les demandes incessantes et parfois adhésives de l'enfant : la mère exprime son « ras-le-bol », voire sa colère, devant l'insistance de l'enfant.

Conjointement, la mère doit effectuer un travail de deuil de son état de grossesse et de l'enfant imaginaire, pour ensuite investir l'enfant de la réalité, dans ses désirs, espoirs, sentiments. C'est à la mesure de ces deuils et de ces investissements que vont être réalisés les échanges avec le bébé.

La capacité d'être en accord au sein de l'interaction avec le bébé, d'avoir des jeux mutuels et réciproques avec lui va être fonction de cette séparation initiale. À travers les jeux, l'enfant peut donc réguler ses tensions, ses anxiétés, trouver des réponses à ce qu'il vit, avoir le temps de construire sa pensée. Ceci suppose de la part de la mère une saisie intuitive de ce qui intéresse le bébé, une liberté par rapport à ses fantasmes, une reprise de contact avec ses propres émois infantiles et une aptitude à les intégrer mentalement sous forme d'expériences de plaisir.

Par ailleurs, le regard mutuel facilite pour le nourrisson la constitution d'une image de soi différenciée de celle de sa mère : le bébé perçoit une sorte de modulation permanente du visage maternel, qui lui renvoie ce que celle-ci perçoit de son état affectif. La qualité de ce lien favorise l'apparition d'un espace psychique propre, une réalité interne différenciée de l'autre : il y a désormais un dedans psychique et un dehors. Un plaisir de fonctionnement suffisant assure le développement de la pensée et la capacité de distinguer entre lui et sa mère, entre ce qui est dedans et ce qui est dehors. Sur cette base se construit la possibilité de supporter la séparation et de ne pas la vivre sur le mode d'un abandon, d'un arrachement ou d'un vide intérieur.

Ce qui n'a pu se construire à cette période risque d'être à tout jamais perdu. Il y aura surtout entrave à la capacité amoureuse. Et l'on voit que la fonction amoureuse de l'adolescence est le temps de reviviscence de cette capacité à la rencontre de l'autre.

Amours adolescentes

En effet, les regards, les jeux et le contact constituent bien des années plus tard la trame de l'échange amoureux, expérimenté en particulier lors de l'adolescence.

Christopher, quatorze ans, se sent très mal à l'aise : il ne supporte pas les câlins affectueux de son amie, pour laquelle il éprouve pourtant un réel amour. Les échanges de regards, la complicité, la danse, et tout l'attirail des postures amoureuses, sont pour lui source à la fois d'excitation et d'une vive gêne. Il pense qu'il n'est « pas normal » et se questionne sur son identité sexuelle. Mais au cours de nos échanges, il découvre rapidement que ses parents ne se sont jamais montrés affectueux, que sa mère est dans l'incapacité de porter un bébé avec tendresse. Il a manqué de cette qualité relationnelle qui lui permettrait d'être à l'aise dans le contact à l'autre.

C'est à l'adolescence que le jeu des regards va reprendre une importance cruciale, devenant le lieu même de la passion. Il n'est plus le regard de la concupiscence envieuse, il n'est pas encore le regard du désir sexuel, toujours partiel, toujours pervers ; il est, à ce moment, le regard de l'amour. Il est le rappel de ces liens précoces. Et l'adulte qui n'a pu vivre une telle émotion, soit en raison de ce qui lui a manqué initialement, soit en raison de rencontres ratées, sera bien en peine pour établir des relations tendres et affectives avec autrui.

Cette disponibilité à l'autre doit donc pouvoir se maintenir au fil de l'enfance et durant l'adolescence. Au cours de cette dernière se teste la capacité des parents à accepter l'autonomisation progressive de l'adolescent, à renoncer à l'enfant qu'il a été, à maintenir une compréhension de ce qu'il vit, à exprimer des désaccords et surtout à tolérer sa position paradoxale. « Laissez-moi tranquille », « Je fais ce que je veux », « J'en ai marre que vous soyez constamment sur mon dos », et leurs pendants négatifs « De toute manière, on ne s'intéresse pas à ce que je fais » et « Vous n'êtes jamais là pour m'aider » ne sont rien d'autre que des manifestations de la crise identitaire de l'adolescent.

La demande de l'adolescent est, par essence, paradoxale : « Je suis moche, sans intérêt, indigne d'être aimé » revient à clamer : « Dites-moi que je suis beau (belle), intéressant(e), aimable… » et en parallèle « Je ne supporte pas que vous le disiez. »

Toujours trop près, toujours trop loin : quoiqu'ils fassent, les parents sont en tort ; qu'ils l'acceptent, y survivent et gardent pondération est la condition de cette traversée adolescente. En effet, seule l'adéquation de la position parentale permettra le dépassement de cette crise.

Le travail de l'adolescence est aussi le travail de la parentalité ; son échec fait entrave à l'accès à des positions adultes.

La contenance psychique

Une autre des caractéristiques de la période adolescente est l'emballement affectif : on suit l'autre, on *est* l'autre, on s'y colle, on s'identifie aux qualités qu'on lui trouve, on l'imite ; puis, et sans raison apparente, on s'en sépare, on s'isole et on le met à distance, comme pour retrouver son espace à soi. Les confusions amicales ou amoureuses sont légion avant que ne se découvre la bonne mesure. Là encore, cette variation des distances peut poser des problèmes lorsqu'elle subsiste à l'âge adulte.

Bonne contenance

Liana, seize ans, semble réagir de façon outrancière à son environnement ; tour à tour surexcitée et apathique, voire franchement dépressive, on dirait qu'elle absorbe les émotions des autres. En présence de certains adultes, toutefois, elle s'apaise ; mais là encore, elle ne parvient pas à trouver la bonne distance, se montre soit excessivement familière soit lointaine. Quand on lui parle ou qu'on lui confie quelque chose, elle s'agite, se montre distraite ou absente. Elle idéalise ses relations avec son petit ami :

« Lui, au moins, il me comprend. Il sait ce que je veux dire. Il finit même mes phrases. J'ai l'impression de pouvoir tout partager avec lui. Quand il est avec moi, je me sens plus calme, plus tranquille. Je n'ai jamais été aussi proche de quelqu'un… »

Lucie, la mère de Liana, sèche et nerveuse, ne sait plus comment prendre les sautes d'humeur et les caprices de son adolescente de fille. Elle se souvient que sa fille a été un bébé « difficile », souvent anxieuse, en proie à de fortes colères et de terribles cauchemars.

« Chaque fois que je la mettais au lit, c'était tout un cirque ; elle refusait de me laisser partir et me repoussait en même temps. Au bout d'un moment, je n'en pouvais plus, et je la laissais crier. D'autres fois, j'avais l'impression qu'elle ne se rendait même pas compte de ma présence ou de mon absence. »

Les altérations du développement psychique semblent dues à la rencontre entre une mère en difficulté devant sa fonction nourrissante et rassurante, et un nouveau-né déficient dans sa capacité à profiter des qualités psychiques de son environnement et à les stimuler.

Ce qui fait crise, ici, est pour Liana l'occasion de reprendre, remettre en scène et dégager un lien des premiers jours, une confusion qui remonte à la plus tendre enfance, et qui ne lui a pas permis, dans un premier temps, de distinguer ce qui se passe dans sa tête et ce qui se passe dans la réalité extérieure.

La construction d'un espace psychique

On se construit un espace psychique personnel, des affects à soi, une pensée propre et un univers interne à partir de ce qu'on a reçu, de ce qui nous a été transmis. Le nourrisson, en effet, tend à être débordé par ses affects ; pris dans ses peurs, sa colère ou sa détresse (devant un cauchemar, un malaise, une situation frustrante), il est envahi, dépassé par ses émotions. Seule la douceur du contact des bras, les rituels mis en place, la parole maternelle (ou paternelle) donnent sens à ces émotions difficilement compréhensibles et parviennent à les limiter et les contenir.

Ainsi, peu à peu, l'enfant apprend à distinguer le dedans et le dehors, ce qui fait partie de lui et ce qui provient de l'extérieur – c'est-à-dire ce que vit l'autre. Cette expérience d'une relation sécurisante, protectrice et compréhensive, lui permet de se sentir suffisamment contenu et de se construire une identité. Ce qu'il reçoit de l'autre lui donne une manière d'être et de faire, comme s'il imitait, mais plus encore mettait à l'intérieur de lui et s'appropriait une manière d'être en relation, une attitude psychique. Car si l'imitation est l'emprunt de comportements externes, sans compréhension de ce que vit l'autre, il y a ici une véritable intériorisation : l'autre est un compagnon imaginaire, une personne que l'on a en tête et dont on se remémore tous les gestes, émotions, attitudes, et avec laquelle on est en dialogue ; on est en relation avec lui à l'intérieur de notre psychisme.

Ainsi, l'enfant intériorise progressivement ce qui lui est apporté, l'attention reçue. Les gestes répétés, les actions toujours identiques sont ces petits rituels nécessaires à la permanence du lien et à la réassurance. C'est ainsi qu'il se construit une contenance, c'est-à-dire une enveloppe psychique qui lui permet d'une part de ne pas être débordé par ce qu'il ressent, de donner du sens à ce qu'il éprouve, et d'autre part de délimiter ce qui vient de lui et ce qui vient de l'autre. Cette enveloppe permet d'unifier les expériences vécues de manière chaotique et rassemble les parties de la personnalité. L'enfant acquiert la capacité à vivre des choses à l'intérieur de lui, à avoir des sentiments différents de ceux d'autrui et à s'approprier son corps.

La construction d'un espace psychique interne clairement délimité et de frontières fiables va déterminer la nature des relations que l'on pourra établir avec l'autre. Ce monde interne, cet espace psychique est constitué des images des parents, des liens que l'on a construits avec eux. On est dans un dialogue interne avec les personnages (bons et mauvais) intériorisés au fil du temps, et qui vivent à l'intérieur du bébé, de l'enfant puis de l'adulte.

En cas de difficultés à constituer cette contenance, le bébé se trouve pris dans des confusions d'identité : il ne sait plus ce qui vient de lui ou de l'extérieur, ne sait pas si ce qu'il vit ou pense est à lui ou à l'autre. L'absence ou la dilution de cet espace propre le laisse face à des successions d'événements sans lien ; il s'agrippe aux stimulations immédiates, qui se succèdent sans qu'il puisse les relier les unes aux autres. Quand les frontières sont indistinctes, on se trouve ainsi en situation de collage à l'autre, dans une imitation en miroir d'autrui ; le moindre changement d'un aspect de l'environnement crée la panique.

Seule une véritable contenance, une différence claire nous permet d'établir des relations d'échange avec l'autre. Un espace psychique nettement délimité nous permet de vivre ces relations avec la pondération nécessaire. À l'adolescence, cette construction de la contenance psychique se trouve remise en question et remodelée, aussi bien dans le lien amical que dans le rapport amoureux.

Blessures de l'âme

Mais si des difficultés viennent ombrager la constitution de cette contenance psychique, au même titre que les désirs d'enfant ou les liens précoces, il en résulte une fragilité foncière.

Des chocs affectifs, des traumatismes, des négligences ou des inadéquations dans les premières relations entravent le développement psychique. L'enfant est pris dans des sentiments d'abandon, d'incomplétude. Il n'a pu s'assurer d'un sentiment de continuité ; il n'est pas en mesure de se sentir assez fort psychiquement pour supporter l'absence. L'incertitude sur sa propre place, sur sa propre valeur, l'empêche d'être lui-même, de s'aimer suffisamment[1]. Insécure, incertain, en proie à une mauvaise estime de soi, il devient un sujet vulnérable qui ne peut véritablement s'engager dans une relation ni se projeter dans un devenir. Il demeure avec une fragilité telle que toute rupture ou tout échec risque de raviver cette blessure intime et de le plonger dans les affres de la dépression.

Ainsi se construisent ces blessés de l'âme, ces anges tristes qui se précipitent dans la vie avec des modes de fonctionnement et de relation qui portent en germe les drames du futur. Or l'adolescence est un passage qui, aussi délicat qu'il soit, contient la possibilité d'une reprise. Les transformations du corps et l'abandon de l'enfance permettent une nouvelle élaboration de son identité psychique et sociale, marquée par un regain

---

1. Cette capacité à s'aimer soi-même est ce que les psychologues nomment le « narcissisme », terme ici sans connotation péjorative.

du questionnement sur ce que l'on est, ce que l'on a vécu, sur le sens de sa place, sur le désir des parents, sur son histoire.

Le travail de l'adolescence

Bien souvent, l'adolescent demande justice à ses parents, à ses éducateurs et réclame réparation de son histoire ; il remet en question la problématique de la séparation, afin de tenter d'en expurger les souffrances, les colères et les dépits antérieurs. Il interroge le désir parental et la qualité du lien, traque les défaillances pour s'en dégager et les réparer.

Les traversées douloureuses, chaotiques, bouleversantes et parfois violentes de l'adolescence donnent la mesure de cette mise au travail : moments dépressifs, passages à l'acte divers qui viennent remplacer les émotions ou les pensées inexprimables, cris et colères, conflits relationnels, tentatives de suicide, fugues et dépendances alcooliques ou toxicomaniaques… Mais si cette volonté de réaménager les liens à autrui est source d'une tension intérieure, elle est avant tout une étape fondamentale dans le processus de devenir soi-même, de façonner son destin. Ce travail de la séparation à l'adolescence est la condition de l'autonomie psychique. Qu'il échoue, et les souffrances passées seront les compagnes de route de l'adulte.

Les fonctions du père

En mettant l'accent sur les relations précoces, on a beaucoup parlé des liens de la mère à l'enfant ; mais le rôle du père, en particulier dans le travail de séparation, est lui aussi primordial.

Avant même sa naissance, en effet, l'enfant est imaginé, rêvé ; loin d'être une masse, un organe surajouté à l'intérieur du corps de la mère, il est l'objet d'une relation qui lui attribue une place dans la chaîne des filiations. Mais si ce corps réel apparaît comme le simple prolongement de l'amour que la mère se porte à elle-même, l'accouchement risque d'être vécu comme une expérience de deuil, une perte insupportable : c'est ce qui explique que certaines femmes vivent l'après-coup de l'accouchement avec un sentiment de vide intérieur.

Il y a toujours une inquiétude quand une femme veut garder anonyme le géniteur afin de s'approprier à elle seule l'enfant. Celui-ci ne peut servir à renforcer le narcissisme maternel : il est aussi l'enfant du père, qui va lui permettre de s'en distinguer, de s'en détacher pour acquérir une existence propre et une capacité de désir autonome ; c'est grâce à lui que l'enfant peut se construire en tant qu'être sexué et fruit d'une union sexuelle. La fonction paternelle est donc un élément fondamental du processus de séparation.

Joshua, treize ans, est un enfant turbulent, amené par une mère excédée. Elle n'en peut plus de ses « bêtises » : à l'école comme à la maison, Joshua enfreint les règles, ment, triche et commet de petits larcins.

« Quand il est avec ses copains, il se laisse entraîner, il fait n'importe quoi. On ne peut pas lui faire confiance. La seule chose qui l'intéresse, ce sont les films d'action, ceux avec des super-héros… Franchement, à son âge, je trouve ça inquiétant. »

Quand elle parle de son mari, la mère de Joshua le décrit comme un homme débonnaire qui s'occupe de toutes les réparations possibles dans la maison ; mais, s'il s'occupe des tâches quotidiennes, il refuse d'intervenir dans l'éducation des enfants, et préfère regarder le sport à la télévision.

Aussi pratique et facile à vivre que soit ce père, il est dévalué dans sa fonction. Ne doit-on pas chercher là certaines causes du comportement de son fils ?

94

Du père symbolique au père réel

La première fonction du père est de créer la distance dans le lien mère-enfant. C'est une fonction symbolique[1], inscrite d'abord dans la psyché de la mère, et qui est convoquée dans le désir d'enfant. Elle rappelle que l'on ne peut être tout-puissant, que notre désir est limité par l'intercession d'un autre. Le père symbolique renvoie à l'interdit : il signifie à l'enfant qu'il n'est pas né du seul désir maternel, de rien, mais d'une rencontre. Ainsi, il limite et ordonne son désir[2].

Le père, ensuite, est porteur d'une fonction d'idéal. Tour à tour effrayante et débonnaire, elle s'exprime dans les contes, dans l'imaginaire enfantin, de l'ogre et du père Noël au héros tout-puissant mis en scène dans les jeux de guerre et autres bravades : « Mon papa, c'est le plus fort du monde ! » Construite par l'enfant à partir de traits empruntés à tel ou tel, cette figure indestructible permet à l'enfant de se poser la question de sa propre limite, dans la mesure où il ne peut que le jouer, le rêver, et prendre ainsi conscience de ses manques par rapport à ce modèle[3].

Enfin il y a le père réel, celui qui intervient concrètement, celui de la réalité quotidienne. Sa place varie selon le contexte socioculturel ou selon

---

1. C'est une fonction symbolique, peu en rapport avec la réalité du père : il est des pères absents ou morts qui sont singulièrement présents dans l'esprit de la mère, intercédant constamment dans sa relation avec ses enfants : « Ah ! Si ton père te voyait… ». De même, il est des pères présents quotidiennement qui n'ont aucun impact sur la nature de la relation, qui ne comptent pas. Or, s'il n'est pas reconnu par sa femme en place de père, il n'est pas en mesure d'intercéder comme figure d'autorité auprès des enfants.
2. Chez Freud, le père incarne la limitation de la toute-puissance du désir ; le petit garçon, par crainte de la castration, renonce à son rêve œdipien d'épouser sa mère et de chasser son père ; il prend ainsi conscience qu'il n'est pas en mesure de le réaliser, pas à la hauteur de ses ambitions.
3. C'est peut-être ce père dont on clame le déclin dans nos sociétés en affirmant que les jeunes gens n'ont plus de limites, que les enfants sont des enfants rois.

la singularité de sa propre histoire. Il est l'éducateur, celui qui incarne la limite en indiquant que « tout n'est pas possible ». Il institue de nouvelles normes en lieu et place de celles de la mère. En ne remplissant jamais complètement sa tâche, ce père réel devient ainsi objet de critique, permettant à l'enfant de faire le deuil du père idéal.

Un père pour séparer

La fonction paternelle assure le travail de séparation. Au temps de l'adolescence, cette question devient centrale. Y a-t-il un père qui me différencie de l'absorption maternelle et me permette d'accéder à mon désir, un père qui incarne mon idéal, qui me fait rêver un devenir ? Y a-t-il un père auquel me confronter qui me recadre dans les règles sociales ?

Ces fonctions du père ne sont pas nécessairement incarnées par un homme : une femme proviseur, par exemple, est en posture de père réel, tandis qu'une idole est en place de père imaginaire.

Que l'on soit fille ou garçon, l'important au temps de l'adolescence est de trouver ses marques dans cette quête du père. C'est ainsi que nombre d'adolescents dont le père officiel est absent ou inconnu se mettent vers la quinzaine à sa recherche. Ils ont besoin d'être assurés de cette place, de le rencontrer pour pouvoir s'engager dans leur vie d'adulte. Il leur faut donner consistance au père, sans quoi ils risquent de rester en panne sur leur trajet de vie.

Cette quête peut être provocatrice, comme l'indiquent les impertinences adolescentes ; elle peut être transgressive comme le montre la fréquence des petits délits, ou adoratrice comme l'illustre la fascination des vedettes ou des personnages forts. L'adolescent recherche un étayage du côté de ces fonctions paternelles ; à défaut, il ne reste qu'une colonne vertébrale inconsistante, une impossibilité à affirmer ses choix, une difficulté à se construire des projets et une inadaptation aux règles communes. Ce qui n'a pu être élaboré à l'adolescence devient ainsi une faillite dans la vie adulte. Un père inconsistant infiltre les parentalités à venir : il guide le choix d'un compagnon incapable d'assumer la position paternelle, l'incapacité à être le père de ses enfants, etc.

***

Devenir adulte dépend de la qualité des liens précoces et de la possibilité de s'appuyer sur la figure paternelle. L'adolescence vient reprendre, retisser ce qui a pu se défaire ou se distordre. Des carences massives dans le lien initial et/ou l'incapacité de ce travail de l'adolescence vont faire le lit des difficultés ordinaires, en particulier dans la fondation d'une image de soi.

Identifications et images de soi

Le travail de séparation, entamé dès la naissance, se poursuit tout au long de notre vie, et connaît un relief particulier à l'adolescence ; parallèlement, nous avançons au contact des autres dans la construction d'une identité propre, d'une image de soi. Or, ce travail peut être entravé par des silences, des non-dits familiaux pesant sur notre devenir.

Secrets et mensonges

Avant même la naissance, l'enfant existe imaginairement dans l'esprit des proches et vient prendre place dans le mythe familial, réaménagé autour de lui pour l'occasion. Regardez la manière dont chacun se précipite au lit du bébé pour lui trouver des ressemblances physiques avec les parents, les grands-parents, les oncles et tantes... Voyez comment une fée (ou une sorcière) de la famille se précipitera pour dire : « Il (ou elle) ressemble tellement à… », parfois au risque de lui assigner une place, un destin plus ou moins tragique.

Interdits familiaux

Chaque famille présente quelque secret inavouable, des faits et événements tragiques qui ont touché un parent, un grand-parent, un oncle ou une tante. Lorsque cet événement n'est pas reconnu, qu'il est passé sous silence ou interdit d'évocation, il s'enterre au fond de l'imaginaire familial et devient une crypte inabordable. Mais ce secret produit ses effets : il transforme la relation par les émotions soulevées, il module la vie psychique, il devient un organisateur de la psychologie de certains. Ces secrets, ces morts qui nous hantent[1], ces deuils non faits, constituent des transmissions psychiques transgénérationnelles qui peuvent perturber notre trajet[2].

John, d'origine asiatique, est un tout jeune homme qui rencontre des difficultés dans un cursus universitaire jusque-là brillant. En effet, au moment des examens, il ne se souvient plus de rien, sombre dans la panique et se montre incapable de répondre. Il ne comprend pas ces échecs répétés.

Il relie ces troubles à la levée d'un secret familial : ce n'est que récemment et par hasard qu'il a appris que ses parents et grands-parents avaient fui la guerre, et surtout avaient été eux-mêmes blessés et témoins de massacres. Pour toute explication, sa grand-mère lui a montré une blessure, une mutilation héritée de cette période, sans pour autant lui fournir d'explications. Même exhibée, la souffrance ne trouve pas de mots pour se dire.

© Groupe Eyrolles

---

1. Ce que N. Abraham et M. Torok nomment le « fantôme », ce « mort enterré dans l'autre ». Voir *L'écorce et le noyau*, Flammarion, 1999.
2. Voir J. Allais, *La psychogénéalogie*, Eyrolles, 2007.

John préfère « ne rien savoir » : il est terrifié à l'idée de recevoir ces révélations. Il ne peut être question de se souvenir : l'interdit familial génère un impossible à penser. Mais cet impossible n'est-il pas à l'œuvre dans ses « trous de mémoire » ?

Dans la crypte

Denis est un adolescent qui a de nombreuses conduites à risques. Il joue en particulier à traverser des voies rapides ou autoroutes à pied. Le plus surprenant est que l'examen psychologique ne laisse pointer aucune distorsion ou souffrance particulière : le fonctionnement familial est de bonne qualité, les relations adéquates et attentives ; les frères et sœurs de Denis ne présentent aucun problème ; le père semble serein, apaisant, juste. Bref, « tout va bien »... Le seul reproche tangible qui émerge est l'énervement du père lors des départs en vacances.

Au cours d'un entretien, pourtant, le père révèle un drame personnel qu'il avait jusque-là tenu secret : avant de rencontrer sa femme actuelle et de constituer sa famille, il a été marié et a eu deux enfants. Mais, lors d'un départ en vacances, il a subi un terrible accident de voiture dans lequel sa femme et ses enfants sont décédés. Seul survivant, il a vécu une période de dépression et de culpabilité ; il a changé de région pour oublier sa douleur et sa peine, a remonté la pente ; sa nouvelle famille lui a permis de reprendre le cours de la vie. Mais tout départ en vacances réactive une angoisse et une peur qu'il ne peut masquer que partiellement. C'est cette angoisse que Denis, particulièrement attaché à lui, a perçue, et qu'il met en scène à son insu, comme pour en soulager le père et le pousser à parler. Cette empathie avec le contenu émotif dénié par le père entraîne des conduites pathologiques.

Tout se passe comme si, en raison de l'affection portée à un parent, on prenait en charge sa souffrance. S'il a vécu une perte inexprimée (en particulier à proximité de la conception et de la naissance d'un autre enfant), s'il en garde les traces et les blessures secrètes, sa construction psychique s'en trouve modifiée. Il peut ainsi continuer d'accomplir sans perturbation notable les tâches quotidiennes ; néanmoins, le traumatisme, le deuil qui se trame dans le secret de son Moi, imprime sa trace dans l'évolution psychique de l'enfant.

À propos de son fils qui présente des retards de développement et un comportement perturbé, Marie raconte qu'au moment de sa naissance, sa propre mère est décédée brutalement. Elle s'est trouvée dans la position contradictoire de vivre la joie de l'arrivée d'un bébé et le chagrin de la perte maternelle. Elle décrit les alternances dans lesquelles elle se trouvait quand elle s'occupait de son bébé : des périodes d'infinie tristesse et de nostalgie lui faisaient perdre contact avec lui ; elle ne lui offrait dans son regard que l'immensité de son désespoir. Le bébé a réagi par une perte d'intérêt, des attitudes de détresse, des pleurs inconsolables. Il est devenu l'incarnation de la dépression maternelle, et en a conservé psychiquement la marque.

Un traumatisme caché, même inconsciemment, demeure présent et peut se réactiver à un moment d'effondrement dans des actes transgressifs. Il est comme une crypte, un corps étranger ; passé sous silence, il risque de se transmettre de génération en génération, et de se réincarner de façon plus ou moins dramatique.

Rien à dire

Ces secrets enfouis ou ces deuils traumatiques qui n'ont pu être effectués accentuent les phénomènes de dépendance psychique à l'égard de l'absent ou du disparu. Au lieu de s'être approprié ce qui vient de l'autre, au lieu de l'avoir introjecté, accueilli, on l'a incorporé sans discernement : cela s'est imposé dans notre psyché.

Quand l'homme aime une personne, il l'adopte comme une partie de lui-même ; il y a une inclusion de l'objet d'amour dans le Moi. On met en soi ce que l'on aime, ceux qu'on aime. Pour que je sois capable d'être seul, il faut que ce passage se soit opéré, que je puisse penser l'autre absent en conservant ce qu'il me laisse : c'est le processus d'introjection, commencé dès la naissance, où la présence de l'autre cède la place à l'acceptation de son absence. L'introjection permet de s'approprier les qualités psychiques de l'autre, qui deviennent de nouveaux moyens d'appréhender le monde. Elle est ouverture vers l'autre et développement de soi.

L'incorporation, au contraire, est une feinte : il s'agit d'intérioriser un secret, un interdit qui n'est ni accepté ni transgressé. Quelqu'un me confie le secret d'un acte honteux, interdit (parfois en m'imposant cet acte), et je me trouve piégé dans une relation dont je ne peux sortir.

Alain, actuellement emprisonné pour attouchements sexuels envers sa fille, ne comprend pas « comment il est arrivé là ». À l'époque des faits, il vivait un conflit violent dans son couple ; ayant découvert que sa femme le trompait, il s'est effondré, et n'a pu trouver de compensation qu'auprès de sa fille. Depuis, les conséquences de son acte le poursuivent, et il a déjà commis plusieurs tentatives de suicide.

Au cours d'une séance, il s'arrête, submergé par un flot d'images, de souvenirs confus et violents. Il lui faudra un temps pour encaisser la violence émotive de ce qui le traverse : il vient de prendre conscience que lui-même, dans son enfance, a subi des abus sexuels de la part d'un adolescent proche et qu'il idolâtrait. Cette scène, dont il obtiendra confirmation auprès de la personne concernée, est restée présente en lui, intacte, innommée et innommable, jusqu'à ce que les circonstances l'amènent, comme malgré lui, à la répéter.

Alors que le processus d'introjection est progressif, lent, laborieux, média-
tisé, effectif, l'incorporation se veut fantasmatique, immédiate, instan-
tanée, magique. Elle est comme un parasite qui s'installerait à l'intérieur
du Moi, dans le secret d'une crypte, d'un lieu caché, dissimulé. Le processus d'introjection, qui permet de se détacher de l'autre, est entravé ; la
contradiction s'installe et engendre la dépendance. L'objet incorporé est
semblable à un tombeau qui commémore la marque, le lieu, la date, les
circonstances où tel désir, tel événement, a été banni de l'introjection.

Les tombeaux du moi

Pareillement, un deuil trop violemment ressenti et que l'on met au secret
nous condamne. Indicible, impossible à commémorer, il s'installe à
l'intérieur de nous sous forme d'un caveau secret.

Jean-Jacques, cinquante-trois ans, traverse un épisode dépressif depuis le
suicide d'un de ses collègues. Paradoxalement, même s'il l'appréciait, il n'en
était pas réellement proche. Or, depuis le décès, il lui semble être « en communication » avec lui ; quelque chose le pousse à suivre ses traces, à s'identifier
à lui ; il ressent un grand sentiment de vide, une perte d'intérêt, parfois jusqu'à
envisager lui-même le suicide.

Ce qui peut éclairer ce deuil pathologique, c'est une suite de décès antérieurs dans sa famille, et par rapport auxquels il n'a guère manifesté
d'affliction. Lorsqu'à dix-sept ans il a perdu son grand-père, Jean-Jacques
dit « ne pas avoir ressenti de tristesse particulière » et « ne pas en avoir
beaucoup parlé » malgré le fait qu'il l'ait profondément aimé.

Le décès réactive en fait un deuil non effectué antérieurement : la mort
du grand-père s'est incorporée comme une chose imaginaire. Faute de
paroles capables de combler le manque, l'événement est resté innommable, la perte niée, le douloureux travail du deuil refusé. Le moi devient

104

le gardien du cimetière. Mais ce qui est tapi là, faussement enterré, mène un travail de sape et vient envahir Jean-Jacques à son insu.

Quel est le travail de l'adolescence par rapport à ces phénomènes ? Il n'y a que trois choix principaux : subir, mettre en scène ou révéler.

Subir consiste à entrer dans l'inhibition, dans la souffrance muette sans se défaire de cette emprise morbide ; mais cette attitude entraîne une limitation du développement de l'identité et une certaine incapacité à devenir adulte.

Des troubles du comportement ou des troubles psychiques, parfois incompréhensibles pour les autres, sont en fait une mise en scène de ces conflits ; ils interpellent l'adulte, dans l'attente que quelqu'un décrypte le message.

Révéler implique de lever le secret. Cette révélation peut offrir un visage conflictuel – éclats au cours des dîners familiaux, reproches violents adressés aux parents et à l'entourage… Pourtant, seul ce travail permet un véritable dégagement, une élaboration qui permet à l'adolescent d'entrer dans la vie adulte sans le poids du secret. S'il échoue, le drame sera rejoué dans les relations affectives, et éventuellement transmis à sa descendance. Son secret deviendra son destin.

S'identifier

On se construit à partir d'autrui. On lui emprunte et on intègre des traits singuliers qui nous constituent progressivement. Nous sommes l'ensemble des rencontres signifiantes que nous avons pu faire. Ce mouvement d'apprentissage par imprégnation, par copie, est sous-tendu par un mouvement affectif : on imite celui ou celle qui provoque de l'émoi ou qui représente quelque chose d'important pour nous. C'est ce que l'on appelle les identifications, soit cette pluralité de personnages ou de traits de personnages qui nous habitent et font de nous ce que nous sommes.

J'aime ce que tu aimes

Il a d'abord fallu se construire une première identité, un premier sens de soi-même dans la tourmente des liens précoces au travers des processus de séparation. Entre ce que l'enfant demande et ce que la mère désire s'opère une dialectique singulière : la mère désire que le bébé demande, et le bébé demande que la mère désire. D'un côté la mère interprète toute manifestation du bébé comme un appel ou message dont elle serait la destinataire, ce à l'aune de son désir ; de l'autre le bébé se sert de ses besoins pour formuler une demande d'amour et de désir. Sa demande, primaire, vise le désir de la mère, avec le vœu d'y être conforme, c'est-à-dire de s'effacer à son profit, de disparaître au risque de se nier soi-même.

En répondant à la demande narcissique de ses parents, le bébé acquiert le sentiment d'être : il est ce que la mère souhaite, attend, espère. Être ce que pourrait désirer l'autre : nous voici dans la trame de la relation amoureuse adolescente, où se repose la question de la place que je peux avoir dans le désir de l'autre. Est-ce que tu m'aimes ? Est-ce que je suis celui ou celle que tu attends ? C'est au dépassement de cette attente que survient un amour plus mature, plus adulte. Mais il arrive fréquemment qu'elle en reste au moment passionnel de la constitution d'un couple.

Fabien rencontre Esther sur son lieu de travail. Le coup de foudre est immédiat, l'amour intense. Il aime l'anglais, elle se met à l'anglais, elle aime la montagne, il l'accompagne pendant ses randonnées. L'un et l'autre tentent de se plaire mutuellement en s'attachant à être le plus conforme aux désirs de l'autre. Mais la vie commune dans laquelle ils s'installent aura tôt fait de mettre à mal cette relation. La discordance apparaît progressivement : elle n'est pas ce qu'il attendait, il n'est pas ce qu'elle espérait ; il n'arrive pas à être celui dont elle rêve, elle ne peut correspondre à son souhait.

Une déception mutuelle ronge leur couple, sans que l'un ou l'autre ne puisse accepter la réalité de la différence. C'est une double déception : celle de ne pas correspondre au désir de l'autre, celle que l'autre ne corresponde pas à son désir. Surtout, ils sont dans l'incapacité d'ajuster leurs attentes mutuelles, de faire le deuil d'une figure idéale de soi-même et de l'autre. Le couple, après quelque temps, se sépare dans des reproches mutuels.

Après la phase d'identification au désir de l'autre vient le sentiment de posséder quelque chose de l'autre, de ne plus l'être mais de l'avoir. On cherche à avoir un objet de l'autre, qui fait transition, qui le représente en son absence, ou qui nous assure de le posséder. Là encore l'adolescence met en scène ces mouvements : une photo, un objet, un cadeau, un vêtement, etc. sont des objets d'attachement qui me lient à l'absent. Si cela ne suffit pas, si mon angoisse est trop vive, on rentre alors dans les modalités de la possession et de l'emprise. Les figures de la jalousie ou du fétichisme peuvent se dessiner : la crainte de la perte d'amour se crispe sur la possession.

L'enjeu à l'adolescence est bien le renoncement à la possession de l'autre ou de ses objets. Il s'agit de construire une relation dans laquelle l'autre n'est plus mon objet, mais une personne distincte avec laquelle s'échangent et se construisent des liens.

Je suis ce que tu es

Il peut arriver que l'on s'approprie et que l'on cherche à retrouver un trait discernable d'une personne aimée disparue.

Loïc est un jeune garçon qui marche en boitant fortement. Les examens ne révèlent aucune atteinte ni maladie. Il ne faudra pas longtemps pour découvrir qu'il imite, involontairement, la claudication d'origine accidentelle de son père, qu'il ne voit que rarement et auquel il est pourtant fort attaché.

Sur le mode excessif, Loïc illustre le fait qu'on a construit ce que l'on est à partir de traits empruntés à ceux que nous aimons ou qui nous ont impressionnés. On a ainsi la démarche de notre mère, le geste de confort de notre père, les expressions de notre tante, la manière de penser de tel professeur, le style affectif de tel éducateur, etc. Construits en pelure d'oignons, nous sommes les couches successives des identifications faites au fil du temps. Ce sont ces identifications que nous remettons en cause à l'adolescence.

« Ça me ferait mal de leur ressembler », « Je ne veux pas être vu avec eux… » : la honte éprouvée par l'adolescent envers ses parents désigne la nécessité de trouver son propre style, d'accomplir un travail de désidentification. Il quête alors de nouvelles manières d'être et de faire au travers de ses pairs, des vedettes et des modes ; il cherche d'autres références. Ce besoin d'originalité est une quête d'une image de soi personnalisée.

Cette désidentification, nécessaire, reste partielle : après quelques années, bien des adultes adoptent à nouveau le style parental ou de leur milieu. Mais cette mise au travail leur a permis de se trouver.

Miroir, gentil miroir

Cette identification est en partie spéculaire : elle se déploie à partir de ce qui a été nommé le « stade du miroir », c'est-à-dire le moment où l'enfant se reconnaît dans son image, et apprend à s'y anticiper.

Au cours de l'adolescence, cette préoccupation du regard, de l'image des autres sur soi, devient saillante : c'est la période où l'on use les miroirs à force de s'y mirer, où l'on travaille sa mise ; où, toujours insatisfait, on s'éprouve au regard de l'autre. On n'est jamais assez conforme à l'idée que l'on voudrait donner de soi.

Cette passion narcissique est parfois épuisante, jusqu'à ce qu'un certain détachement s'opère quand arrive l'âge adulte. Mais bien des sujets n'ont jamais clos cette préoccupation, soit en raison de trop grandes fragilités, soit en raison de l'insuffisance de valorisation antérieure. L'incapacité à s'accepter, le besoin de se remodeler – parfois de manière chirurgicale – l'importance accordée à la tenue, le besoin d'être valorisé ou reconnu, la sensibilité aux critiques sont autant de signes de cette fragilité au cours de l'âge adulte.

Cette incertitude narcissique empêche la qualité de relation à l'autre, pris comme un faire-valoir qui se doit de flatter, de gratifier, de valoriser. S'il ne répond plus à cette fonction, on s'en désintéresse ou on lui reproche amèrement son inattention.

Le travail d'identification à l'adolescence n'est pas seulement une quête éperdue de modèles sur lesquels s'appuyer, à partir desquels se construire. Il s'agit aussi de s'identifier à soi-même, de trouver ses propres marques, de figurer son propre destin. À défaut, on n'est qu'un adulte en quête de modèles, passant parfois de l'un à l'autre. Comme le personnage de Zelig dans le film de Woody Allen[1], on est celui qu'on vient de rencontrer, on le mime, on l'imite, jusqu'à l'arrivée d'un nouveau modèle.

L'admiration de personnages publics, de vedettes, d'hommes politiques, de maîtres à penser ou de gourous, l'attachement à une figure tutélaire qui dit ce que l'on doit être – et, inversement (car on n'y trouve jamais assez de reconnaissance) la figure du rebelle ou du contestataire en plainte de ne pas trouver son modèle – signent l'échec du travail identificatoire de l'adolescence.

Le corps en peine

Nous sommes, au travers de notre corps, dans une entreprise de représentation sociale et d'affirmation de nos appartenances. L'incertitude sur ce point, le changement de groupe social, focalise alors l'attention sur

---

1. W. Allen, *Zelig*, 1983.

notre mise, jugée insuffisante, et renforce le poids du jugement d'autrui. Faute d'avoir su, au temps de l'adolescence, s'autonomiser de nos appartenances, on crée les dépendances de l'âge adulte.

Travail au corps

L'adolescence réalise un travail au corps, un travail du corps pour lui donner l'aisance nécessaire à la présentation de soi et à la rencontre. De l'échec de ce travail résulte un adulte emprunté, mal à l'aise, malhabile et maladroit, dépendant de son « look », de l'affichage (ostensible ou discret) de soi : quelqu'un qui a toujours le sentiment d'être en bikini lors d'une soirée mondaine.

Le corps est le lieu, la scène de la vie psychique. Pour certains – dont Laurent et sa dysmorphophobie – il est le huis clos de sa question, une tentative désespérée d'appropriation de soi. L'image du corps demeure le lieu d'inscription des expériences relationnelles, que ce soit la trace d'un geste, l'intensité d'un regard, la douceur d'un câlin. Ce qui n'a pas eu lieu ou ce qui a été mis à mal fait souffrance à l'âge adulte dans l'image que nous avons de nous-même et dans la qualité des relations affectives que nous établissons. Combien s'observent d'un œil anxieux dans la glace avec l'impression étrange de ne pas s'y reconnaître totalement ? Il y a quelque chose de notre corps qui nous échappe, ne nous appartient pas entièrement, quelque chose qui ne s'est pas achevé et ne s'est pas suffisamment différencié. Ce peut être un manque, un blanc, une souffrance enkystée, une partie de notre corps qui est restée la propriété d'un autre.

La mère de Brian s'est préoccupée de la santé de son fils dès la naissance ; sans raison particulière, elle s'inquiétait tout d'abord de son transit intestinal. Et de fait, Brian, nourrisson puis enfant, a connu de nombreux problèmes d'estomac et de digestion, sans que l'on puisse en trouver une cause physiologique particulière.

Adolescent et jeune adulte, Brian a conservé des préoccupations excessives sur ces questions : il s'inquiète toujours de ce qu'il mange, suspecte une maladie à la moindre sensation… Au fond, il continue à soigner la partie de son corps qui faisait l'objet de la préoccupation maternelle ; plus exactement, il soigne la partie de son corps qui est l'objet de sa mère.

La relation passionnelle nous permet parfois de retrouver ces enjeux du corps. La passion n'est-elle pas la certitude d'avoir trouvé complétude et apaisement à une insatisfaction ou une souffrance interne ? L'amour passion se vit toujours comme des retrouvailles marquées par la perte de délimitation, par la confusion des corps, par l'illusion de l'unité retrouvée. L'intimité réveille les souffrances du corps, les manques relationnels qui y sont inscrits.

Narcissisme et image de soi

L'image de soi pose la question du narcissisme. On peut en définir trois registres. Le premier concerne la manière dont les parents nous ont aimés, investis. Ce qu'ils aiment initialement en nous, dans le bébé qui est imaginairement le leur, c'est ce qu'ils aiment d'eux-mêmes, leur part narcissique déposée dans le bébé. C'est la beauté intime de ce qu'ils sont ou auraient souhaité être qu'ils regardent de façon aussi admirative. Ce narcissisme parental est fondateur du sentiment d'existence, du sentiment foncier que la vie vaut le coup d'être vécue. C'est un ciment de l'identité. Si ce narcissisme fondateur a fait défaut, c'est une grande fragilité identitaire qui en résulte. L'échec, la frustration, la perte entament alors le sentiment d'existence, de devoir continuer à vivre.

Le deuxième registre se construit dans la reconnaissance précoce de son image dans le miroir, sous le regard et l'assentiment d'un autre qui vient nommer la concordance entre l'image que l'on perçoit, le nom qui nous est attribué et ce corps qui est le nôtre : « C'est bien toi, là », assurent les parents au bébé.

Si cette appropriation de son image (reprise à l'adolescence dans la préoccupation anxieuse par rapport au « look ») est insuffisante, elle engendre un sentiment d'insatisfaction, d'imperfection, une vision négative de soi : on se sent « moche », on a l'impression de ne pas « valoir le coup » au regard des autres. Ceci entraîne une quête esthétique sans fin, un besoin de se « relooker », de se reconstruire chirurgicalement.

À un troisième degré, le narcissisme concerne l'estime de soi, c'est-à-dire l'adéquation de l'impression qu'on produit au regard des codes culturels et des normes sociales. Cette estime de soi renvoie aux jugements prononcés sur nos compétences, nos capacités. La dévalorisation trop fréquente, qu'elle soit le fait des parents ou des éducateurs, construit une estime négative qui confère le sentiment de ne pas être à la hauteur et favorise de véritables conduites d'échec. Cette estime de soi peut être touchée sans que l'image spéculaire de soi ne soit réellement mise à mal ni le narcissisme fondamental atteint.

Nora, trente-sept ans, se demande pourquoi elle se sent parfois si lasse. « Physiquement, je ne suis pas mal. Et puis j'ai de la chance : mes parents m'ont beaucoup aimée. Pourtant, il y a des jours où j'ai l'impression de m'effondrer, de ne rien valoir. Dans certaines situations, je me sens nulle, incapable. Ces jours-là, quand je me regarde dans la glace, je me trouve moche, sans intérêt. J'aimerais… je ne sais pas… que quelque chose m'arrive. Quand j'avais quatorze ans, je voulais être une vedette ; et quand je me regarde maintenant, je me dis que je suis en train de rater ma vie. »

On voit que le défaut d'estime de soi peut entamer ou réveiller des souffrances narcissiques présentes sur les autres registres. Il concerne également la manière dont je peux me projeter dans l'avenir, dans des idéaux. Si le narcissisme est trop fragile, ce sont des idéaux enfantins, magiques, qui sont au-devant de la scène. Ces scénarios magiques, que chacun d'entre nous berce à l'occasion, font le lit des histoires imaginaires de l'enfance et soutiennent l'inquiétude adolescente.

L'adolescence, en effet, est le temps privilégié durant lequel, en proie à l'incertitude du devenir et au doute sur nos potentialités, nous imaginons des succès fulgurants ou investissons avec amour et admiration les vedettes existantes ; ce rêve éveillé de toute-puissance masque souvent l'impuissance ressentie. Mais si le travail de l'idéal est une caractéristique de l'adolescence, la persistance de ces fantasmes dans la vie d'adulte est le signe d'une estime de soi à reconsidérer et d'une incapacité à construire des projets suffisamment réalistes.

Les idéaux et leur deuil

Ainsi, le lien familial se place initialement sous le signe d'une double idéalisation : idéalisation de l'enfant par les parents et idéalisation des parents. Or, ces idéalisations sont mises en péril à l'adolescence : l'adolescent dévalorise ses parents, et les parents retirent une partie de l'idéalisation à leur enfant non conforme à leurs désirs. Il ne reste donc à celui-ci, pour opérer le travail de détachement[1], que l'idéalisation de lui-même, marquée par des oscillations entre un narcissisme exacerbé et la mésestime.

---

1. Ce travail de détachement semble devenu d'autant plus difficile, la fragilité narcissique d'autant plus commune et le renoncement aux idéaux d'autant plus complexe que les adultes arrivent d'une certaine manière moins armés dans le monde, moins étayés que les générations précédentes : l'incertitude professionnelle, amicale, amoureuse est au premier plan. Trouver un travail devient aléatoire, maintenir une vie de couple plus de quelques années devient une gageure. Les repères sur lesquels s'étaient construites les générations précédentes n'ont plus guère de pertinence, et l'on se trouve dans l'obligation continuelle de faire ses preuves, de tenir des objectifs toujours plus exigeants. Pression et stress semblent constants ; on ne gagne en disponibilité et inventivité qu'au prix de la fragilité.

Un idéal réaliste

Le premier idéal, le premier projet de l'enfant, est peut-être celui qu'énonce Piera Aulagnier[1] : « Quand je serai grand, j'épouserai maman, je tuerai tous les petits enfants méchants et j'aurai tous les jouets », ce qui revient à dire « Je redeviendrai ce que j'ai été ». Le renoncement aux amours parentaux, la crainte de perdre ses avantages, le constat de ne pas être l'objet de satisfaction entière et la peur d'être désavoué ou exclu du cercle familial invitent à se construire sur d'autres repères ; c'est ainsi que cet idéal se reformule en : « Quand je serai grand, je serai médecin, pompier, avocat, etc. »

L'adolescence vient reprendre et transformer ces questions. Le plus souvent, l'idéal sera mûri, adapté au contexte, à la réalité. Trois grands risques, pourtant, sont présents : se soumettre à l'idéal parental, rêver d'idéaux inaccessibles, et être dans l'incapacité de se projeter dans un idéal.

Bien des traces des rêveries infantiles perdurent ; si certaines permettent de s'élancer dans des projets risqués, d'autres ouvrent sur des déceptions douloureuses. Certains resteront dans les attentes parentales et deviendront ce que les parents ont pensé pour eux. D'autres, au contraire, gâcheront leur vie à courir après des chimères, sans se rendre compte à quel point elles ne sont que les traces des rêves d'enfants. Or, être adulte c'est ne pas être la réalisation du désir parental, mais plutôt se confronter aux idéaux adolescents, les éprouver et les aménager.

La vie en morose

Dans ce processus, les investissements de l'enfance se trouvent chamboulés : les objets d'intérêt de l'enfance sont abandonnés, les souhaits

---

1. P. Aulagnier, *Violence de l'interprétation,* PUF, 2003.

parentaux rejetés. Une caractéristique commune de l'adolescence est une certaine emprise de l'ennui et de la morosité, le manque d'intérêt, la sensation d'immobilité du temps, de l'inutilité de l'effort. Cette période conjugue une attente vague et une incapacité à supporter cette attente.

Mehdi a éprouvé de grandes difficultés scolaires. Apparues dès la sixième, elles ont progressivement entraîné un retard scolaire, ainsi qu'un sentiment de marginalisation. La déception éprouvée l'a conduit à une stratégie d'évitement et de désinvestissement ; la mauvaise estime de soi était masquée par un sentiment de toute-puissance recherché en particulier dans les jeux vidéos.

Issu d'une famille au fonctionnement adéquat, il a cependant vécu son adolescence avec le sentiment d'une absence de communication qui provoquait un sentiment de grand isolement. Il ne se sentait guère accompagné ni soutenu dans ses préoccupations. Pris entre le désir parental de réussite et ses difficultés, il s'est senti coupable de les décevoir. Pour ces raisons, sans idéaux élaborés, un peu incertain sur son identité, il a quêté un refuge dans les groupes du quartier.

À trente ans, Mehdi décrit semblablement son rapport au travail et certains de ses week-ends : il éprouve des difficultés à s'investir professionnellement, se sent largué, ne voit pas le sens de ce qu'il fait. Des conflits avec ses supérieurs surgissent, des reproches lui sont faits. Pour se remonter le moral, il sort, s'enivre. Ses relations de passage lui laissent un goût amer ; il ne peut s'empêcher de rêver au grand amour. Il ne sait plus ce qu'il veut, ce qu'il attend de la vie : il retrouve l'impression de ses quinze ans.

La morosité est un état instable avec un caractère d'angoisse, d'inhibition formelle et de culpabilité exprimée. Elle est un refus d'investissement du monde, mais aussi une tentative de maîtrise du temps et une protection contre des émotions et des pulsions intenses, vécues comme dangereuses. Elle est une défense contre la dépression, qui peut néanmoins entraîner une inhibition des affects, de la motricité et de la pensée. Le « Bof, c'est nul... » de l'adolescent est une façon d'éviter de se confronter à une réalité inconnue et d'énoncer sa peur. C'est une manière de ne pas reconnaître que l'on doit renoncer à des repères passés pour s'aventurer en terrain inconnu ; c'est échapper un temps à la confrontation à ses mouvements d'inquiétude intimes et à ses désespoirs secrets, de temporiser ce qui ne peut qu'advenir.

Le risque dépressif

Sur cet état de fond peut venir se greffer un mouvement dépressif plus grave : on se sent moins que rien, tout semble triste, inutile. Des phases d'exubérance alternent avec des phases d'isolement et de pleurs. Ponctuelle, durant 2 ou 3 heures dans la journée, s'accompagnant d'une anxiété minime, de difficultés d'endormissement, d'un fléchissement scolaire ou professionnel, de reproches adressées aux parents ou aux autres, d'idées sur la mort voire de gestes suicidaires impulsifs, ce genre de crise peut déboucher sur un état dépressif durable.

Une autre forme est la crise anxio-dépressive qui s'exprime par l'irruption d'une anxiété (crises de larmes, peur de craquer, idées sur la mort, pensées suicidaires), voire de crises d'angoisse entrecoupées par une humeur triste. Les troubles du sommeil avec difficultés d'endormissement, les cauchemars, les perturbations alimentaires de type boulimique, un sentiment de dévalorisation et des difficultés d'attention favorisent les idées sur la mort et les gestes suicidaires.

Béa a récemment rompu avec son conjoint en quittant le domicile familial pour retourner auprès de ses parents. Depuis quelques mois, cela n'allait plus. La tristesse l'envahissait, les pleurs survenaient sans motifs explicites, l'insatisfaction la gagnait sur tous les plans, l'inertie la saisissait. Elle est anxieuse depuis long-temps, l'avenir lui a toujours paru préoccupant. Elle mange peu et sans plaisir. Elle raconte une vie sans relief, une aventure amoureuse dans laquelle elle a été passive. Dépendante, elle n'a jamais osé se révolter. Elle se sent impuissante et se décourage vite. Elle a vécu sous l'emprise de son conjoint comme elle avait vécu sous l'emprise parentale.

Timide et craintive à l'adolescence, Béa ne s'aimait pas et se trouvait sans intérêt ; elle était dans l'incapacité de prendre des décisions. Elle n'a pu s'opposer à ses parents, ni affirmer ses attentes. Elle ne les a quittés que pour se mettre en ménage avec son conjoint. L'adolescence éradiquée, la dépendance maintenue, elle est restée malgré le temps passé une petite fille fragile et insécure. Elle s'effondre en quelque sorte sur elle-même, sur les débris d'une adolescence qui n'est jamais advenue.

Ces mouvements dépressifs, dont la gravité peut être extrême, peuvent survenir dans un contexte familial vulnérable : présence d'un parent déprimé, qui entrave le travail de structuration d'une image de soi, crise parentale qui amplifie la morosité, parents anxieux qui entravent le travail de séparation, impossibilité d'entrer en rivalité avec des parents trop brillants, ruptures multiples, relations symbiotiques…

Au cœur des figures de la dépression, il y a toujours la notion de perte, en liaison avec l'échec de la séparation psychique au parent. Celui-ci peut engendrer la tristesse, perçue comme l'espoir plein de doutes des retrouvailles ; la dépression, elle, se fonde sur un sentiment de perte radicale. Un malaise certain, enfin, naît de la négation de cette perte et du besoin : c'est ce qu'on nomme plus spécifiquement la position dépressive.

Le travail dépressif de l'adolescence est un temps pour affronter les problèmes de séparation et de remaniement des idéaux ; c'est ce qui en permet le dépassement et ouvre à la vie.

Marre de vivre

Si la morosité et les humeurs dépressives accompagnent les remises en question de l'adolescence, on n'est pourtant pas sans remarquer que la fréquence des dépressions, voire des tentatives de suicide chez les adultes, jeunes et moins jeunes, semble croissante. Cette fragilité qu'on décrivait comme typiquement adolescente semble avoir gagné en âge, comme si les adultes d'aujourd'hui se trouvaient en proie à l'incertitude adolescente. Est-ce une fragilisation du statut d'adulte ou une perpétuation des modes de fonctionnement adolescents ? Probablement les deux.

L'incapacité à dépasser la dépressivité adolescente favorise son retour dans la vie adulte. Elle se retrouve dans l'ennui et la morosité, elle se traduit par un malaise, par la fatigue, les plaintes somatiques, les troubles du sommeil, la consommation d'alcool et de tabac, les médicaments et les drogues… Elle culmine parfois dans la tentative de suicide.

Le suicide, en tant que recherche d'une destruction de soi-même, est un refus de se soumettre à une certaine réalité ; il est le signe d'une colère meurtrière et d'un désir de fusion. Lorsque les angoisses de perte et de séparation deviennent insurmontables, on cherche à y mettre fin en attentant à sa propre personne.

C'est à quatorze ans que Sylvain a commis sa première tentative de suicide médicamenteuse, un acte qu'il ne peut ni justifier ni expliquer.

« Je n'arrivais plus à penser, c'est tout… J'avais l'impression que mon corps n'était pas à moi, que c'était lui qui me faisait souffrir. Je le détestais. J'ai voulu que ça s'arrête. Je ne sais pas si je voulais mourir, mais je ne pouvais plus vivre. Je ne me souviens pas très bien de ce qui est arrivé – il avait dû se passer quelque chose au collège, quelque chose sans importance, mais c'était la goutte d'eau. »

Faute d'un travail suffisant à l'époque, ces sentiments semblent toujours présents à l'âge adulte : Sylvain évoque la persistance de troubles dépressifs, de pensées négatives. Il lui arrive à nouveau de se retrouver envahi par des angoisses si puissantes qu'elles ne lui laissent voir aucune autre issue.

> « Tout ce que je voudrais, dans ces moments-là, c'est être en paix, serein. Je me dis souvent que j'aimerais en finir une bonne fois pour toutes avec les soucis, les déceptions, la dépendance. »

Pris dans une pensée rigide et des généralisations excessives, agité de croyances irrationnelles, il manque à Sylvain une souplesse de pensée qui lui permettrait de trouver une autre issue que l'acte suicidaire ; il préfère agir plutôt que d'affronter ses monstres intérieurs et ses contradictions, se suicider plutôt que de souffrir moralement.

La tentative de suicide est une attaque destructrice de soi et de son corps ; elle suppose l'émergence de fantasmes dans lesquels la mort est considérée comme pourvoyeuse de gratifications, comme si on cherchait à tuer le corps, pas l'esprit. Inconsciemment, il s'agit de se défaire magiquement d'une présence intérieure torturante, d'un bourreau interne qui envahit tout le champ fantasmatique.

Se tuer c'est également vouloir exercer un contrôle magique omnipotent sur le monde. La tentative de suicide court-circuite le travail psychique de la dépression : il évite de la traverser. Mais en se tuant, on tue la partie de soi insupportable, on tue l'enfant en soi qui a manqué d'affection ou l'adolescent qui n'a pas su se déprendre de l'emprise parentale.

*****

Devenir soi, s'identifier en tant que personne, c'est d'abord accepter son histoire avec ses drames et ses insuffisances ; c'est aussi s'accepter soi-même pour pouvoir accepter l'autre. Ce travail d'acceptation est une grande part du travail de l'adolescence. Les conditions de ce travail dépendent de l'environnement initial et actuel, des moyens mobilisés, et mettent en œuvre le désir de grandir et de mûrir. Il s'agit de vouloir devenir adulte. Un aspect crucial de ce travail d'adolescence est, bien entendu, l'intégration de la sexualité renaissante : c'est à la fois l'appropriation d'une identité sexuée (être homme ou femme), la reconnaissance d'une différence sexuelle (il y a des hommes et il y a des femmes), et la capacité à engager une relation authentique avec l'autre.

Moi et l'autre : vivre ensemble ?

Contraintes sociales, jeux d'influence, modalités d'apprentissage, types de communication sont mobilisés dans la relation à l'autre ; le lien inter-humain s'exprime en amour ou attachement, désir ou haine, contrainte ou emprise. Les difficultés relationnelles, l'impossibilité d'aimer, les insatisfactions, les dépendances en sont les ingrédients quotidiens.

Le mode de relation avec le monde et autrui dépend des relations primordiales ; il s'élabore comme un compromis entre le fantasme et la défense et conditionne l'organisation de la personnalité. Il nous pousse à choisir les personnes que nous aimons, à réagir à leurs absences ou à leur perte, à nous sentir jaloux… Toute relation avec une personne réelle s'inscrit d'abord sur un mode imaginaire qui a trait avec nos relations précédentes et la façon dont nous les avons perçues et vécues. Pour tenir compte d'autrui, il faut d'abord avoir su se développer psychiquement : on aime comme on a été aimé. L'adolescence est le lieu d'un travail de développement important du rapport à l'autre, tant du point de vue du lien d'affection que dans les prémices de la sexualité.

Être avec les autres

En fonction de notre passé, de notre vécu affectif, on rencontre l'autre avec tout un théâtre intérieur de personnages qui viennent se superposer à sa réalité et modèlent la relation à lui.

Attachements

La théorie psychologique de l'attachement reprend ce principe. À partir des travaux de Bowlby[1] décrivant l'importance des comportements d'attachements entre le nourrisson et sa mère, les auteurs ont décrit plusieurs types de réactions à la séparation chez l'enfant. Ainsi trouve-t-on l'attachement sécure chez l'enfant qui proteste contre la séparation, mais se montre accueillant et soulagé au retour de la mère. Lorsque l'enfant est peu affecté par la séparation et indifférent au retour, on parle de comportement insécure/évitant. Certains enfants, passablement perturbés à la séparation, cherchent le réconfort des retrouvailles, mais manifestent alors rapidement détresse ou colère : c'est l'attachement insécure/ambivalent. Enfin, celui qui se trouve systématiquement désorganisé lors des retrouvailles est désigné comme insécure/désorienté.

Ces types d'attachement déterminés par la relation parentale se maintiennent en grande partie à l'âge adolescent. Ils déterminent la capacité à faire face aux situations traumatiques et les désordres psychiques. Ils configurent la nature des liens et les réactions au devenir de ceux-ci. Si le travail de l'adolescence n'est pas venu remodeler ce type de lien, on

---

1. J. Bowby, *Attachement et perte*, PUF, 1978.

retrouve les adultes avec ces manières d'être : ainsi décrit-on des adultes insécures et évitants, des adultes ambivalents et d'autres désorientés dans leurs relations.

Peur de la perte

L'attachement non sécurisant chez l'adulte est associé à la violence conjugale. La crainte constante de la séparation nourrit des besoins de maîtrise et d'emprise sur autrui, des réactions colériques devant la moindre impression d'éloignement, des jalousies suspicieuses par peur anticipée de la rupture.

Abdel a perdu brutalement et précocement ses parents. Il a été élevé par un oncle sans que jamais la blessure ne se referme. Sa scolarité est celle d'une rupture progressive et son adolescence est parsemée de bagarres et conflits violents. Un éducateur lui donnera néanmoins le soutien nécessaire. Il entame une activité professionnelle, mais il ne tient pas en place, change fréquemment de travail, ne termine que rarement ses contrats. Il boit, cumule les accidents de voiture, finit par se voir retirer son permis.

Sur le plan affectif, il n'apparaît guère plus stable ; très jeune, il se met en ménage avec Sylvie, mais ses écarts rendent la vie du couple difficile. La jeune femme envisage à plusieurs reprises de rompre ; à chaque fois, il la persuade de rester. La naissance d'un enfant ne change pas réellement son attitude.

Mais au fil des années, son amie se lasse et lui annonce un jour la rupture. Il n'avait guère anticipé cette séparation. Peu attentif à ce qu'elle vivait, il n'a pas pris la mesure de sa lassitude ni de ses attentes. Cette annonce, tout d'abord, le terrasse. Il refuse, s'emporte ; il espionne son amie et en arrive à l'agresser.

Confus, débordé d'angoisse, il lutte contre l'effondrement. Se réveille ce qui n'a jamais cessé d'être là, le puits sans fond de la perte de l'autre. Le sentiment d'injustice, l'attente de reconnaissance et la demande affective qui ont tramé son adolescence font retour à travers une déception pathétique source d'une grande colère et d'une rage intense.

Pour Abdel, l'adolescence a été un exutoire et non une maturation. L'humeur dépressive persistante a perturbé son adaptation professionnelle, se déployant à chaque incident de vie, provoquant des accidents multiples. La relation de couple n'a pu se construire que par le choix d'une personne suffisamment dépendante. Comment espérer un lien durable alors qu'on ne sait que répéter et continuer les liens du passé ? Il attend une reconnaissance qu'il ne sait pas construire. Tolérant mal la frustration, il y répond à chaque fois par l'inquiétude et l'agressivité ; et la séparation le replonge dans les affres de l'abandon brutal qu'il a connu : il se sent depuis passionnément amoureux de sa compagne. De la même manière, bien que profondément attaché à ses enfants, il ne sait leur offrir la présence nécessaire. Cette immaturité affective est le trait patent de son fonctionnement. Réellement, son manque de stabilité émotionnelle lui « pourrit l'existence » à son insu.

On ne sait jamais ce qui nous pousse dans la passion amoureuse. Le risque est grand d'une méprise entre une attente, une image fantasmée, et la réalité de l'autre. Quand le quotidien vient révéler l'autre, l'idéalisation cesse et les espoirs sont déçus. La rupture et les reproches amers ne sont pas loin.

Du lien conjugal à la parentalité

C'est avec la particularité de notre fonctionnement psychique que l'on en vient à choisir un autre qui puisse s'articuler à celui-ci. Ce complément imaginaire est particulièrement actif au sortir de l'adolescence ; il donne cette patine singulière au couple constitué fort tôt et dont le divorce est d'une douleur exquise. Le lien conjugal s'avère une forme de prolongement d'une rêverie adolescente qui se dégrade au fil du temps, encombrée qui plus est par les figures de l'attachement. La position adulte se constitue souvent au sortir du couple, quand la rupture et le deuil de celui-ci ont permis de prendre distance avec ses idéaux infantiles. Elle n'empêche pas moins chez certains la répétition du même scénario, traduisant la fixation d'un mode de liens et de pensées.

L'homme idéal

C'est au sortir de l'adolescence que Leila rencontre l'homme idéal sous les traits d'un jeune homme tout à fait charmant. Trois mois plus tard ils vivent ensemble alors qu'elle poursuit ses études. Mais l'usure du quotidien prend vite le pas. Leila s'aperçoit de l'égocentrisme de son conjoint, de l'ennui qui la ronge. Peu de chose s'échange entre eux, alors qu'elle en attendait beaucoup. Elle le soutient, lui remonte constamment le moral, répond à ses attentes sans véritable retour. Prise dans la dépendance, elle se découvre en posture sacrificielle.

Or, elle a passé une grande partie de son adolescence à prendre soin d'un père déprimé, qu'elle a soutenu, étayé, consolé. Elle a compensé les insuffisances parentales en prenant à sa charge des tâches qui ne lui revenaient pas. Devenue la « mère de son père », elle a sacrifié son adolescence au désespoir parental.

La solitude, tissée de la tristesse et de l'abandon qu'elle en a ressenti, l'ont amenée à construire une image d'elle négative et passive. C'est de cette place qu'elle a été séduite par son compagnon dont certains traits étaient semblables à ceux du parent déprimé : elle s'est persuadée qu'elle n'était pas digne d'être à une autre place que celle de soutien.

Les modalités affectives de notre enfance et de notre adolescence déterminent l'intégration de règles de fonctionnement et la construction de croyances irrationnelles ; elles construisent une façon de se voir, de penser et de se penser qui se mettent systématiquement en œuvre en présence du déclencheur adéquat. Ce qui nous parait être notre personnalité – et la source de tant de tracas – n'est en fait que le résultat de notre histoire affective ; elle n'en est que l'effet, et non la cause.

Figures du couple

La famille est la combinatoire singulière de fonctionnements individuels, d'un fonctionnement conjugal et d'un fonctionnement groupal. Le couple vise d'un côté à faire groupe, de l'autre à instaurer une parentalité. Il institue une identité commune avec ses croyances collectives, ses mythes et ses rituels ; mais il porte en lui le risque d'une indifférenciation entre les membres, d'une perte des limites individuelles qui rendent problématique l'échappée.

> Sonia et David vivent ensemble depuis plusieurs années ; parents de trois enfants, ils n'ont plus de relations sexuelles. Leur vie est centrée sur la famille. Ils s'appellent « Papa » et « Maman », ne se percevant plus que dans leur position parentale. Le couple conjugal est mort depuis longtemps.

On observe alors un clivage entre sexualité et parentalité. L'arrivée de l'enfant peut être incompatible avec la continuité du couple. La conjugalité et la parentalité sont contradictoires. Parfois, l'exclu devient jaloux de l'enfant auquel il fait payer amèrement son intrusion ; parfois le couple s'entend pour se débarrasser de l'intrus. Cette disjonction est souvent plus flagrante quand le couple s'est fondé dans l'illusion adolescente, qu'il est la prolongation d'une adolescence éternelle avec le refus d'entrer dans la contrainte adulte de la parentalité.

De même, quand la femme devient mère, il y a déplacement de la jouissance du corps de l'homme à celui de l'enfant. Au fond, l'objet d'amour est l'enfant, non plus l'homme ; celui-ci peut alors se sentir étranger, rejeté. C'est sur ce point que se défont certains couples.

Philippe Julien[1] désigne d'autre part la disjonction récente entre conjugalité et parentalité. La parentalité, du fait de l'évincement progressif de l'autorité paternelle, s'est vue investie par des tiers : l'enseignant, le pédiatre, la psychologue, l'assistante sociale, le juge pour enfant, le juge aux affaires familiales… Les couples divorcés s'occupant conjointement de leurs enfants nous montrent l'image d'une (relative) intimité parentale et d'une « extimité » conjugale : le couple n'existe plus qu'au sein d'une famille devenue un mythe.

Au fond, qu'est-ce que le lien amoureux, sinon une méprise ? On prête à l'aimé(e) ce qu'il (ou elle) n'a pas, et il répond en nous l'offrant. Ce qui anime le mouvement du désir, c'est la croyance que ce qui nous manque peut être détenu par l'autre. Cette méprise, qui soude le lien amoureux, est aussi son point de rupture : elle est le lit des reproches qui seront jetés à la face de l'autre si le couple n'a pas été capable de remanier son affection et ses attentes. Il ne reste alors qu'incompréhension et solitude.

Fraternité et rivalité

Les relations sociales, amicales et professionnelles sont un autre aspect des liens à autrui ; elles peuvent trouver une part de leurs origines dans les liens fraternels, où se construisent des relations spécifiques de coopération, de coalition, voire de rivalité.

Mes bien chers frères, mes bien chères sœurs

Du petit-déjeuner au repas du soir, la fratrie est interdépendante. On vit ensemble, on parle ensemble, on partage des rites, des activités multiples et des contacts intenses, tant au plan de l'affectif que de l'intégration des règles, statuts et rôles.

---

1. Ph. Julien, *Tu quitteras ton père et ta mère*, Flammarion, 2002.

Les relations fraternelles sont à l'origine de la sociabilité : elles tissent l'intimité, la solidarité, mais aussi l'individualisme ; elles amènent le refoulement de l'égoïsme qui permet au lien social de se construire. Elles ne sont pas pour autant exemptes de sentiments d'envie, de jalousie et de compétition : c'est dans son rapport à la fratrie que l'enfant construit le modèle de ses relations futures, qu'il peut entrer dans une cohésion.

Les conflits sont courants (et sans grande conséquence), car l'absence de choix et l'intimité imposée engendrent une forte frustration. La rivalité fraternelle est liée à la peur de perdre, par la faute de quelqu'un, quelque chose qui a été gagné. On la distingue de l'envie, qui concerne le fait de convoiter les biens d'autrui, et de la compétition (fait de désirer le même objet). Les différences de traitement par chacun des parents, la jalousie inhérente au lien affectif, la fonction et la place imaginaire occupées au sein du système familial alimentent les conflits, eux-mêmes augmentés par la présence des conflits conjugaux ou entre parents et enfants.

Tous unis ?

Face aux parents (ou à l'encontre de membres extérieurs à la famille, voire d'un autre germain), le lien fraternel est parfois amené à construire des coalitions, des alliances temporaires en vue d'un intérêt mutuel. Contrairement à la cohésion, l'idée de coalition suppose un conflit préalable ; elle vise l'obtention d'un surcroît de pouvoir. Le but des coalitions fraternelles est de diluer les responsabilités, soit en les rendant collectives, soit, selon la logique du secret, pour masquer des fautes. Elles sont aussi un moyen de pression pour infléchir la politique parentale.

Ces coalitions sont préférentiellement entre enfants de même sexe dans un rapport asymétrique : celui qui a le plus de pouvoir protège l'autre. La cohésion des parents favorise les coalitions fraternelles ; il est aussi des coalitions entre un des parents et les enfants dans le cadre de conflits conjugaux. Ces coalitions et les comportements qui en découlent conditionneront plus tard le comportement social des enfants.

Ainsi, l'expérience fraternelle est à l'origine des comportements de groupes ; et la fréquentation du groupe de copains ou d'amis a la saveur d'un comportement infantile. Sa nécessité trop grande peut traduire la difficulté à accéder à des responsabilités plus adultes.

Tu m'agaces...

Si le lien d'agacement peut sembler prépondérant à l'intérieur d'une fratrie, c'est en fait toute une gamme de sentiments qui en relient les membres. Du désir de ressemblance et de l'admiration au refus de s'identifier, des affinités plus ou moins grandes à l'indifférence, la typologie des sentiments fraternels révèle des rapports complexes, façonnés par l'âge, le sexe et la place dans la fratrie. Ainsi, l'aîné a souvent une fonction de médiateur ; les fratries de filles sont plus ouvertes à la parole, celles de garçons plus centrées sur la compétition ; la mère reçoit davantage les confidences que le père, etc. Contrairement à la rivalité ou à l'indifférence sentimentale, les affinités entre frères et sœurs entraînent une forte communication, sur le mode de la confidence et du conseil, qui a une fonction de médiation par rapport aux parents.

Une forme d'apprentissage de la relation sociale s'exerce au sein de la fratrie selon la place que l'on occupe et le moment où l'on est arrivé dans l'histoire familiale. Là encore, l'adolescence est un temps pour prendre de la distance avec tel ou tel mode de relations.

Brigitte, dans une relation de conflits et d'indifférence avec son frère aîné, s'aperçoit qu'il existe des relations de complicité possible en fréquentant ses amies. Elle prend conscience que les jalousies exprimées par son frère tiennent au statut privilégié qu'elle a auprès de ses parents. Elle s'aperçoit aussi qu'elle entretenait dans sa vie professionnelle des conflits semblables à ceux existant avec son frère.

Noémie, aînée de la famille, a dû très tôt s'occuper de sa jeune fratrie : elle les lavait, les faisait manger, les aidait dans les devoirs, les couchait… Loyale à l'égard de ses parents, elle n'a jamais contesté ce qui pourtant, à l'adolescence, lui pesait particulièrement. Cette loyauté l'a d'ailleurs menée à choisir le métier d'éducatrice de jeunes enfants. Or elle se trouve aujourd'hui devant une crise de motivation et d'investissement au plan professionnel : ce qui n'a pas été pensé vient à la déstabiliser ; elle se rend compte que les raisons de son choix ne sont pas celles qu'elle pensait.

Noémie et Brigitte ont occulté, au sortir de l'adolescence, les loyautés dans lesquelles elles étaient engagées : faute d'un temps de maturation suffisant, le fondement de leurs orientations professionnelles et de leurs choix reste insuffisant et fragile.

***

C'est au travers des premières relations de sa vie, celles avec ses parents ou les membres de sa fratrie, que l'on construit le modèle de ses relations futures ; aussi, le temps de l'adolescence est l'occasion de repenser et de clarifier ces rapports, afin de ne pas emporter vers son futur d'adulte des liens insatisfaisants, paradoxaux ou dangereux. Cette question du rapport à l'autre connaît une intensité particulière dans la construction adolescente d'une sexualité.

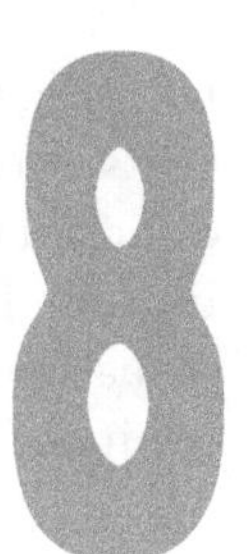

La sexualité à l'aube de la vie adulte

Les fondements de la sexualité

Marie, vingt-trois ans, vient de rompre avec celui qui a été à la fois son premier amour et son premier partenaire. Une nouvelle rencontre met en exergue son malaise dans la relation sexuelle : son amant précédent se souciait moins de plaisir que de répéter les diverses techniques sexuelles vues dans des films et des revues.

« C'était comme de la gymnastique, et je détestais ça. J'avais l'impression de ne jamais réussir, de mal faire, de ne pas pouvoir le satisfaire. Du coup, j'avais pris l'habitude de penser à autre chose, d'avoir la tête ailleurs. »

Marie prêtait son corps aux scénarios figés de son ami, qui ne l'utilisait que pour se rassurer sur sa virilité, incapable d'établir un rapport complémentaire à l'autre. Au fond, ce que Marie a si mal ressenti, c'est

131

d'être restée le moyen d'une activité masturbatoire sous couvert d'une activité hétérosexuelle, activité où elle se trouvait niée en tant que personne et où aucune rencontre affective ne pouvait se faire.

La dissociation entre corps et sentiments, très présente chez les adolescents, montre à quel point il est difficile de nouer affectivité et sexualité, d'intégrer son corps et ses pulsions et de construire une véritable sexualisation. L'achèvement de l'adolescence marque le commencement d'une sexualité adulte, qui n'est pas à confondre avec l'exercice d'une sexualité génitale.

Pour un flirt avec toi...

Chez les adolescents, le flirt, cette invention du XXe siècle, permet l'appropriation progressive de la sexualité. Le flirt a accru l'allongement de la durée de passage des premiers baisers aux premiers rapports sexuels (les premiers partenaires de flirt sont d'ailleurs rarement les premiers partenaires sexuels). Au travers de la transformation des pratiques de séduction et des modes d'entrée dans la sexualité, on voit apparaître un affaiblissement des contraintes s'exerçant sur les filles et leur prise d'initiative croissante dans les échanges sexués. On peut y voir un tableau de l'évolution des rapports entre hommes et femmes.

Estelle est une jeune femme qui a le moral en dents de scie, rongée par un malaise indéfinissable. Après des études sans souci, elle s'est engagée dans une carrière professionnelle prometteuse, mais dans laquelle elle se sent en souffrance. Ce qui la perturbe ce sont les conflits à l'intérieur du milieu de travail, et surtout la non-reconnaissance de sa supérieure hiérarchique. Il lui en faut peu pour que tout s'effondre.

L'importance de l'approbation des autres et le besoin d'être reconnue représentent des préoccupations anciennes pour Estelle. Ses relations se sont toujours ancrées sur le besoin d'être la première, d'être l'unique objet de l'autre. Dès le lycée, un grand nombre de flirts témoignaient cette quête de popularité, de reconnaissance. En rivalité avec les autres filles, elle aimait se sentir désirée, mais refusait en même temps toute proposition sexuelle, voire fuyait toute manifestation du désir.

« Je voulais que les garçons me regardent, qu'ils m'aiment ; mais beaucoup d'entre eux étaient de véritables obsédés. Ils ne pouvaient pas comprendre que je veuille juste rester avec eux, sans coucher. À cause d'eux, j'ai vécu beaucoup de déceptions ; aussi doux et délicats qu'ils soient, ils finissaient toujours par en vouloir davantage. Et quand je leur disais que je n'étais pas prête, que je préférais attendre, ils me traitaient d'allumeuse et me quittaient. »

Au fond, qu'attendait-elle, sinon un regard affectueux ? Estelle comprend peu à peu qu'elle cherchait tout d'abord le regard de son père, ce regard important qui lui aurait permis de se sentir aimée et d'aimer à son tour.

Dans le flirt, le plus fréquemment, l'aspiration féminine à des sentiments (éventuellement sexualisés) est en tension avec l'aspiration masculine de relation sexuelle (éventuellement sentimentalisée). Comme le formule clairement H. Lagrange[1] : les filles fabriquent de l'amour et du sexe avec de l'amitié, les garçons fabriquent de l'amitié avec de l'amour et du sexe.

Les filles y quêtent une reconnaissance narcissique de leur singularité, favorisant l'empathie et le dialogue. Les garçons, eux, se trouvent pris dans une contradiction : bien que quotidiennement en présence de l'autre sexe, ils n'ont qu'irrégulièrement accès à la sexualité génitale, ce qui leur impose de discipliner leurs pulsions. Transparaît alors une crise

---

1. H. Lagrange, *Les adolescents, le sexe et l'amour*, Pocket, 2003.

de la masculinité, qui a un fort impact pour les adolescents des milieux populaires pour lesquels le pucelage est vécu comme une tare. Amenés à détourner leur énergie vers les investissements scolaires, sportifs ou artistiques ou vers des conduites atypiques ou déviantes, ils vivent un véritable désarroi. Dans l'impossibilité d'exprimer leur intimité, ils sont en difficulté pour affirmer des désirs et des sentiments, et se braquent sur des positions figées. Les adolescents des autres milieux sont confrontés à l'autonomisation plus grande des filles, et à leur modèle de l'amitié amoureuse.

Ainsi, si le flirt n'a guère d'autre utilité que la structuration des rapports sexualisés et affectifs, le premier coït relève plus souvent de l'obligation, d'une norme d'accomplissement en désaccord avec la maturité affective. Mais la sexualité des jeunes adultes, de rencontres sur Internet en aventures d'un soir, ne ressemblent-elles pas parfois à un flirt généralisé ?

La sexualité adulte n'est donc que l'aboutissement d'un long cheminement commencé à l'aube de la vie. L'adolescence en parachève les linéaments et dessine, au travers de ces essais, l'intégration d'une sexualité mature. C'est donc bien d'une construction qu'il s'agit. Accéder à une sexualité mature tient plus à la maturation psychique qu'à la capacité de déployer de multiples pratiques sexuelles. La sexualité ne se réduit pas à la mimétique d'un rapport sexuel, toujours insatisfaisant, et ne pouvant conduire qu'à la recherche effrénée des sensations nouvelles. Le rapport sexuel, fût-il diversifié par l'exploration du champ des perversions, n'est pas en soi la garantie d'un accès à une sexualité mature.

Hommes, femmes, mode d'emploi

Au cœur de l'adolescence, la sexualité ne va pas de soi. Elle engage la personne tout entière. Si elle s'est construite initialement dans une dissymétrie homme/femme au cours de laquelle l'homme se montrait initiateur dans un ordre moral apparemment strict, la modernité en a

134

dessiné de nouveaux contours. La sexualité n'est plus prise dans des obligations strictes et repérables, mais en proie à une série d'expériences marquées par les différences sociales. L'évolution des cinquante dernières années a établi la différenciation progressive entre mariage et sexualité, entre sexualité et procréation, entre sexualité et fidélité amoureuse.

L'extension du champ des relations interpersonnelles en raison des mobilités, de l'urbanisation et des nouvelles technologies de communication a amoindri les contrôles sociaux. Elle a apparemment permis de démultiplier les occasions de rencontres tout en accentuant les vécus de solitude ; elle a diversifié les pratiques sans pour autant modifier les normes d'accomplissement hétérosexuel, ni infléchir l'âge d'entrée dans la sexualité adulte. Elle a modifié les rapports entre hommes et femmes ouvrant à une véritable crise de la masculinité. On est passé, chez les filles, de la pudeur à une recherche de la popularité, et chez les garçons, d'une idéologie de la maîtrise et du contrôle de soi à une idéologie de la performance. Ainsi, les hommes sont pris dans une relation d'insécurité affective dans le rapport avec les femmes.

Gérard, qui vient d'effectuer une dramatique tentative de suicide à la suite d'une relation amoureuse problématique, traduit ce fond d'anxiété dans le lien. Peu à peu, il formule sa peur des femmes qui, pour lui, détiennent le pouvoir. Il les perçoit comme malignes, secrètes, manipulatrices. Elles feraient ce qu'elles veulent de lui, comme, d'une manière générale, elles s'amusent avec les hommes.

Cette opinion particulière exprime un sentiment commun des jeunes gens. Au fond, ce désaccord dans la sexualité, loin de ne concerner que les adolescents, infiltre les relations des jeunes adultes. La quête tragique des hommes visant à cumuler les conquêtes et les rapports sexuels fait écho à la quête pathétique des femmes à trouver le prince charmant.

Le corps sexué

Suivant qu'on naît homme ou femme, en effet, on nous propose des jeux, des sollicitations, des modes de relation différents, qui nous poussent à intégrer peu à peu des normes sociales. Cette séparation des identités est celle qui mène les enfants, dans la cour de l'école, à s'opposer entre « garçons » et « filles », comme pour mieux se catégoriser. Elle se traduit par la conviction intime d'être garçon ou fille, l'adoption d'un certain nombre de comportements, et ultérieurement par le choix d'un partenaire. Or, l'ensemble des transformations physiologiques et morphologiques de la puberté vient modifier voire bouleverser les diverses facettes de l'identité jusqu'alors construite. Il s'agit alors d'intégrer et de s'approprier ces transformations.

Dominique s'est construit une sexualité complexe. Longtemps inquiet sur sa conformité sexuelle et la taille de son pénis, il s'est présenté comme efféminé au long de son adolescence. Sa sexualité a longtemps été masturbatoire, les relations avec les jeunes filles marquées par un profond malaise et la crainte de la panne sexuelle. Il s'est lancé dans des pratiques homosexuelles par fascination de l'organe sexuel masculin et pour se faire l'objet passif du désir de l'autre : au fond, il ne peut jouir qu'en se pensant femme.

Petit dernier de sa famille, choyé et aimé, il était le jouet de ses sœurs qui l'habillaient en petite fille. Identifié à cette place, source de gratifications et de reconnaissance, ne trouvant aucun appui paternel ni parental, il n'a pu s'affirmer dans une identité sexuelle masculine.

Ainsi, l'appropriation de l'identité sexuelle, réalité individuelle intime, est le fruit d'un processus social qui distribue rôles et statuts et définit appartenance et type de personnalités selon le sexe biologique. La période adolescente est traversée par un questionnement tant par rapport à l'acceptation de la différence des sexes que par rapport à l'affirmation d'une identité sexuelle. Aussi rencontre-t-on des adolescents qui n'expriment, face à la sexualité, que du dégoût ou de l'ignorance, montrant au fond l'insupportable de la représentation sexualisée de la relation parentale. C'est certes une préoccupation d'adolescent, mais si elle n'est pas dépassée, on risque d'en trouver quelques traces plus tard.

Denise, les cheveux courts, les vêtements stricts, vient pour des conflits répétés avec les autres femmes de son milieu professionnel. Elle les juge frivoles, souvent idiotes, et leur reproche leur comportement avec les hommes. Elle vit d'autre part en proie à une anxiété chronique. Parlant de son adolescence, elle décrit longuement ses difficultés à admettre les modifications de son corps soudain sexualisé et à s'approprier celui-ci.

Ce déni s'est tramé dans la relation à sa mère, peu chaleureuse, guindée, froide et distante, et qui considérait avec un certain dégoût ces transformations. Ni maternante, ni valorisante, elle la laissait désincarnée, encombrée par ce corps de femme. Mais plus encore, elle lui renvoyait une image dévalorisante, car elle-même ne se vivait pas comme femme, ou haïssait la femme en elle.

Une double énigme s'est construite : énigme de la position maternelle, énigme de la féminité. Des messages en négatif sont passés de mère en fille, rendant malaisé l'appropriation d'une féminité. Denise se sait femme, sans doute, mais elle insupporte la féminité, refuse la maternité et vit une sexualité incertaine.

L'angoisse provoquée par ces questionnements autour de la sexualité vient à se transformer en inhibition (peur de l'échec ou du regard), en phobie (peur d'avoir à affronter ce que l'on désire et craint à la fois), en trouble obsessionnel (maîtriser ce qui environne) ; elle peut aussi se traduire dans des réactions de prestance (rouler des mécaniques), des attitudes compétitives ou des rêveries de réussite magique.

L'accès au féminin

S'il est une nouveauté qui se révèle au cours de l'adolescence c'est peut-être l'appropriation du féminin. Ce féminin est distinct de la féminité qui s'esquisse dans les jeux d'imitation de l'enfance. Certes, c'est à la jeune fille que l'on pense initialement, mais la question est plus large. L'accès au féminin est un parcours obscur, qui, à l'adolescence, est l'objet d'une grande perplexité.

Le leurre de la féminité

À l'adolescence, les jeunes filles se précipitent sur les marques de la féminité. Bijoux, vêtements, maquillages, attitudes provocantes… tout fait signe de leur sexualisation récente ; et les jeunes garçons, Don Juan en herbe, se pressent autour de ces mêmes oripeaux.

Mais une méprise guide cette quête ; car si l'on s'en tient à la féminité elle-même, c'est le masculin qui organise la vie sexuelle. Qu'est-ce que la féminité, en effet, sinon des normes esthétiques et attitudes imposées aux femmes (en particulier par les hommes) et qui, loin de les rendre sujets de leur vie, en font les objets du désir des hommes[1] ?

Quarante ans, d'allure masculine. Eléonore traque dans sa présentation tout ce qui pourrait laisser filtrer une trace de féminité. Derrière cet apparat, elle dit son inquiétude et son malaise dans son vécu de femme. La crainte du désir des hommes l'a conduite très tôt à se masquer. Cette crainte, c'est avant tout celle de ne pas savoir ce qu'est être une femme : sa mère n'était ni maternelle ni féminine. Elle la rabrouait vertement au moindre signe de coquetterie.

1. Lacan note ainsi la portée phallique des bijoux, qui ne sont rien d'autre que la représentation du désir masculin assumé par les femmes.

Sybèle, au contraire, affiche une féminité provocante, jouant des regards et tensions qu'elle provoque. Mais elle ne comprend pas pourquoi son ami lui reproche de manquer de quelque chose. Elle est féminine « à l'extérieur », mais elle ne l'est pas dans la relation.

Le féminin se fonde sur la sensualité qui s'est construite dans le lien mère/enfant ; il suppose d'accéder à l'être, au sentiment d'être soi sans avoir besoin de faire quelque chose, de prouver, d'agir. Le féminin est la capacité à accepter de ne maîtriser ni soi, ni son corps, ni l'autre. Seul cet d'abandon à soi et à l'autre offre un accès véritable à l'orgasme.

L'accès à la jouissance

Don et abandon de soi dans la rencontre désirante permettent de jouir de l'autre et avec l'autre. Il s'agit de se laisser saisir par son désir sexuel sans crainte de se perdre, d'avoir la capacité de la perte de soi dans l'autre et de retrouver quelque chose de soi dans cet abandon. Celui-ci ne consiste pas à se livrer à l'autre sur un mode masochiste ; c'est un échange dans lequel se mélangent activité et passivité.

L'enjeu pour l'adolescent – et pour chacun d'entre nous, quel que soit notre sexe – est de pouvoir accéder à son propre féminin, à ce que Freud décrit comme la « bisexualité », c'est-à-dire la coexistence et le maintien à l'intérieur de nous d'un caractère double de la vie sexuelle.

Au masculin, fait de pulsion, d'agir, s'oppose le féminin, marqué par la passivité et la sensualité ; ces deux figures du désir existent en chacun d'entre nous, alternent et se complètent. Pour accéder complètement à la jouissance d'être soi, il faut les avoir assumés tous les deux – aussi bien la passivité (avec les fantasmes de rapt, d'effraction) que la nature intrusive du masculin.

À défaut de cette acceptation, que l'adolescence rend nécessaire par la transformation des corps, la construction psychique et l'équilibre des individus restent inaccessibles.

Laurent, jeune adulte, n'a pas de relation affective ou sexuelle, parce que « cela ne l'intéresse pas ». Plus précisément il pense que cela ne sert à rien, qu'il a trop de problèmes pour se sentir intéressé. Il ne peut au mieux qu'être le confident d'une jeune femme. Il tend à s'absenter dans une posture auto-restrictive dans laquelle il se suffirait à lui-même. D'une certaine manière il se tient en-deça de la question sexuelle, dans un genre neutre.

Marc, de son côté, enchaîne les conquêtes et les « soirées chaudes » ; mais derrière cette quête virile, son anxiété est grande. Toute relation qui impliquerait intimité et partage fait naître en lui la peur de ne pas être « à la hauteur », d'être impuissant face au regard et à l'attente de l'autre. Finalement, sa conduite « virile » ne lui sert qu'à fuir la relation sensuelle et amoureuse. Il croit savoir où se situe son désir alors même qu'il le masque dans la succession de ses conquêtes.

Désir maternant

Parallèlement, l'adolescence pose pour la première fois la question de la maternité, en tant que capacité à accueillir la vie et à transmettre les qualités féminines.

Nathalie a vécu une relation amoureuse avec un homme plus jeune qu'elle, psychologiquement fragile. Ils s'aidaient mutuellement, et chacun pensait combler le manque affectif de l'autre. Pourtant, au bout de quelques mois, la jeune femme constate son insatisfaction : elle considère son partenaire comme un enfant et non comme un adulte ; leurs rapports faits de tendresse et de sensualité n'incluent pas véritablement la sexualité.

Ce lien représentait pour Nathalie et son partenaire une protection contre une relation mature entre un homme et une femme. Il y avait une tentative de reconstruction d'un lien maternant : elle n'avait pas un amant de jouissance, mais un enfant câlin, dont elle n'était pas femme, mais mère.

L'articulation, à l'adolescence, entre la féminité, le féminin et le maternel pose problème. Ne pas se rabattre sur l'une ou l'autre position, ne pas en occulter un pan demeurent le délicat travail de construction psychique de cette période, tout comme le fait d'assumer l'élément masculin à l'intérieur de chacun de nous[1].

---

1. Notons néanmoins que cet élément masculin semble plus facile à intégrer, du fait de l'importance de la fonction paternelle dans les constructions aussi bien psychiques que sociales.

Troisième partie

Le temps de la maturité

Couper le cordon

Ce qui est à moi, ce qui est à l'autre

Au temps de la post-adolescence, il nous faut revenir sur ce qui a tramé notre courte existence et que nous n'avons pu élaborer au cours de l'adolescence. Nous avons vu combien la nature des liens qui nous unissent (positivement ou négativement) à notre famille construit le fil de notre destin. Le premier pas consiste à distinguer ce qui relève du drame parental.

La faute aux parents ?

Chaque parent est porteur de sa propre histoire, de ses indéterminations et de ses points de souffrance. Il a été inclus dans un réseau familial qui a eu une emprise sur lui, et il en reste parfois dépendant. D'une manière ou d'une autre, il a reporté sur ses enfants les angoisses et les espoirs qui

145

le portent. Il en a fait, à son insu, les porte-drapeaux, les emblèmes de ce dont il n'a pu se défaire de ses liens parentaux. Certains parents rendent leurs enfants comptables de leur propre histoire d'enfant douloureux : n'ayant pas reçu assez, ils ne peuvent s'instaurer père ou mère.

Le premier travail, au temps de la post-adolescence, est de cesser de se focaliser sur les reproches envers les parents. Il n'est plus l'heure de s'accrocher à un passé révolu, ni d'imputer aux insuffisances parentales les échecs d'aujourd'hui. Pardonner, accepter les parents dans leur histoire et leur réalité, avec leurs qualités et leurs failles, est un premier pas. Tout ce que l'on vit n'a pas pour cause la responsabilité parentale : ce n'est pas « la faute aux parents », ils ont fait pour partie ce que nous sommes, et se sont occupés de nous avec les moyens qui étaient les leurs, aussi limités qu'ils soient. Il est nécessaire de faire le deuil de l'espoir que les parents pourront nous offrir un jour ce qu'ils n'ont jamais pu nous offrir.

Artisans du destin

Le deuxième temps de ce travail est de comprendre que nous sommes devenus les artisans de notre vie, les ordonnateurs de notre propre destin. Avec ce que nous avons reçu, avec ce qui nous manque, nous nous devons de nous construire un avenir sans pleurer de manière incessante sur notre passé. Il ne s'agit pas de nier ce qui a eu lieu, mais de se l'approprier pour le dépasser.

On peut alors se lancer à la reconquête de notre propre histoire. Avoir conscience de ce qui a façonné notre histoire, des traces laissées, des moments importants, permet d'en tenir compte dans le développement de notre personnalité. Il s'agit donc de se différencier, de se détacher, de prendre de la distance pour permettre une appropriation.

Ce travail est celui qui s'opère au fil de la parole, parole libératrice qui nous déloge des aliénations psychiques et des rancœurs affectives. Il nous permet d'accéder à un deuxième travail, celui de détachement.

146

Se détacher des attentes parentales

En restituant les places et ce qui vient de chacun, on peut aisément décortiquer ce qui s'est inscrit en nous en raison de la prégnance parentale.

Un lourd passé

Ceci peut résulter des empiétements et emprises qui ont entravé une autonomie psychique suffisante : nous avons été envahis par une préoccupation, une angoisse parentale, ou nous avons voulu répondre au désir d'un parent pour ne pas le décevoir ou le fâcher ; nous avons normé nos attitudes selon les exigences explicites ou implicites du père ou de la mère… Nous nous sommes aussi identifiés à l'un des parents, ou à des traits singuliers de l'un ou de l'autre. C'est ainsi que nous avons appris un certain nombre de principes, acquis un mode d'interactions et de communications, et que nous nous sommes forgés des croyances et des convictions. Cette prégnance peut également tenir au mythe familial auquel nous ne pouvions déroger ; elle peut être l'héritage d'un secret familial, que nous avons incarné au détriment de notre propre espace.

Un deuxième travail revient donc à interroger une part de ces dépendances psychologiques. C'est un travail de déconstruction : déconstruction des emprises, des assujettissements, des mythes et secrets, des rapports, des croyances…

Au travail !

Ce travail de réflexion, d'analyse et de confrontation s'accompagne souvent de l'anxiété due à la perte des repères sur lesquels on s'appuyait. On court le risque de se trouver perdus et déboussolés, de lâcher prise, de se désolidariser de ce qui nous rendait sûrs de nous ; notre futur nous devient inconnu.

Le danger est bien sûr de chercher refuge auprès de ces nouveaux gourous, auréolés d'un discours scientiste, qui prétendent nous guider et nous débarrasser des comportements déviants qui nous encombrent. Mais il n'est pas question d'avoir un comportement et un raisonnement normatifs ; il n'est pas question de quêter un nouveau modèle. Il s'agit de trouver son propre style, et de défaire les attentes autour desquelles on s'était construit pour élaborer ses propres attentes.

Accepter ses manques et ses différences

Élaborer ses propres attentes, c'est aussi porter attention à ses modes de fonctionnements intimes, à ses attitudes. Trouver son style n'est pas singer un idéal à jamais inaccessible. C'est la capacité d'auto-observation qui se trouve mobilisée. Identifier ses qualités et compétences propres, percevoir ses limites et ses insuffisances, sont les conditions premières. Il s'agit de renoncer à une position héroïque sans abdiquer sa détermination.

En observation

Ce troisième travail d'auto-observation et d'auto-évaluation revient à ne pas s'apitoyer sur soi, à ne pas accepter de se soumettre aux déterminations dans lesquelles nous sommes enserrés. Il consiste à ne pas nous illusionner non plus, et à trouver la juste mesure de nos potentialités sans nous disqualifier ni nous désavouer ; à sortir des jugements d'incompétence dont ont pu nous abreuver le système scolaire, le discours familial, la norme groupale ou la vie conjugale.

Les vécus d'humiliation que nous avons pu rencontrer, les sentiments de honte qui nous encombrent, les mouvements de culpabilité qui nous inhibent sont à traquer et à déloger. La levée des dettes imaginaires permet de sortir du cocon ou de la gangue qui nous étouffait. Une dimension éthique s'affiche en perspective de ce mouvement : reconnaître que l'on n'a pas de dettes à l'égard de ses proches, mais des devoirs et de l'affection, accepter que nous ne sommes pas coupables de tout ce qui fait incident ou drame, penser que nous ne sommes pas responsables des déceptions parentales représente déjà une bonne avancée.

Savoir en rire

L'humour, ce regard distancié sur soi-même, peut nous servir à dédramatiser les impasses et limites de l'existence. C'est l'humour qui vient nous donner la juste mesure de notre place. Nous ne parlons pas ici de l'ironie grinçante qui illustre l'agressivité du dépit, ni de la moquerie, attaque sadique de l'autre en figure de rival. L'humour est l'expression du savoir de notre propre finitude, et s'oppose à l'infatuation, attitude défensive d'une personne qui se méprise elle-même. Il signe qu'effectivement ce troisième travail est atteint.

Ces trois étapes (travail de différenciation et de détachement, travail de déconstruction et travail d'auto-observation) ne se déroulent pas sur un mode linéaire ; elles viennent à s'enchevêtrer, à s'interpénétrer dans une évolution en spirale. Le regard des proches, les expériences de vie, les lectures et les discussions, l'aide des psychologues (au-delà des conflits qui peuvent en agiter les différents courants) sont des aides précieuses.

10

S'ouvrir à soi

Assumer ses choix

À ce premier niveau s'ouvre la possibilité d'une exploration de son univers intérieur. Cette exploration n'est pas une introspection douloureuse ; il ne faut pas s'attendre non plus à la souffrance aiguë d'une compréhension soudaine. C'est seulement grâce à cette exploration de l'univers intérieur que l'on peut passer des émotions brutes à la diversité des sentiments qui permet une plus grande réceptivité. Elle permet de parcourir les ambivalences qui nous lient à nos proches.

Un espace de médiation

Ainsi apprenons-nous à développer un monde imaginaire dont la fonction est aussi d'être un espace de médiation entre la réalité et notre vie psychique. Comme le jeu chez l'enfant, ce monde nous permet d'élaborer, de transformer les situations délicates rencontrées. L'enfant qui joue remet souvent en scène ce qui le tracasse, ce qui est important pour lui : c'est la petite fille qui gronde sa poupée après s'être fait elle-même gronder. De la même façon, nous pouvons apprendre à déployer, à décrire, les événements et sentiments qui nous touchent et nous agitent.

Venu parler de ses brusques accès de colère, Hervé découvre peu à peu que ce mode d'expression recouvre chez lui des affects complexes et des sentiments divers : demande de reconnaissance, sentiment d'impuissance, peur du rejet faisaient lien à des moments de son histoire. Dans sa vie quotidienne, ces diverses facettes se condensaient en une émotion confuse et intense dont il se libérait par la colère. Apprendre à exprimer ses sentiments, à les extérioriser, lui a permis de ne plus vivre agité par ce qu'il ressent.

La culture, l'art, la créativité, peuvent ouvrir à cette fonction de temporisation et de transformation des conflits psychiques. Si parfois il tourne au ressassement d'une problématique sans issue, si parfois il se fait lieu d'exposition et d'évacuation d'une tension psychique interne, cet investissement permet à la fois l'acceptation des renoncements nécessaires et la possibilité de leur dépassement par l'imaginaire. Le regard sur soi se déploie dans ce travail de médiation culturelle.

Poser ses actes

C'est le développement d'une attention différenciée à soi-même et à autrui qui nous assure de poser des actes assumés. Cette attention participe du réel engagement dans l'action. Agir vraiment, ce n'est pas agir sous le coup des émotions brutes, pour décharger sa tension, ni non plus se plier craintivement aux normes, mais bien de s'engager dans une action en accord avec les idéaux qui nous guident, et avec une certaine conscience de ce qu'elle nécessite (y compris la violence ou la transgression) et de ses conséquences ; alors, et alors seulement, nos actes peuvent prendre une dimension éthique : c'est l'exemple des Justes, sauvant au risque de leur vie les membres de la communauté juive.

Au travail de médiation culturelle succède le travail de l'acte, soit la capacité que l'on acquiert d'assumer la responsabilité de ses actes. La médiation ou la transition ne trouve son déploiement que dans l'affinement du travail de renoncement. Ce travail est celui d'un long trajet qui nous permet de refuser ce qui ne pourrait être accessible ou pertinent. Pour autant, ce travail de refus et de renoncement n'est pas l'abandon de ses idéaux et de ses responsabilités.

Ne pas céder sur son désir

Ne pas céder sur son désir est la possibilité d'affirmer ses choix face aux résistances du monde. Il y a un long cheminement pour affirmer ses propres orientations. La levée des inhibitions et des timidités qui nous figent dans notre propre décision est une condition première. Elle suppose de sortir des hontes et des culpabilités qui rongent insidieusement notre psyché. Elle implique de suspendre les phobies qui nous ont détournés des voies de notre désir.

Le travail de décryptage des enjeux et des croyances encombrant notre esprit accompagne le travail d'affirmation de soi. Ce qui s'est attaché à nos attitudes a dévoyé l'expression de notre désir. Il n'en reste que des rationalisations épuisantes pour justifier l'impossibilité à réaliser ce qu'on espère.

Jamais trop tard

Certains, à l'âge adulte, poursuivent une quête adolescente : le besoin de surprendre et de se différencier à tout prix met en exergue leur trouble et leur impossibilité à exister pour soi. D'autres, à l'inverse, ont raté leur éclosion adolescente, et restent enclos dans un conformisme étroit ; ils ressemblent, au plus jeune âge, à l'adulte qu'ils feront semblant d'être toute leur vie. Parfois c'est vers trente-cinq ou quarante qu'ils se mettront à faire craquer le vernis qui les momifie se laissant aller dans des comportements parfois surprenants.

> Cadre exigeante, appréciée pour sa régularité et son sérieux, femme pondérée et sans excès, mère normative de plus de trente-cinq ans, Laura, après une période de déprime et d'interrogations sur elle-même, se met à changer de toilettes, s'habillant aux dernières modes, apprend à faire de la moto, divorce de son mari pour des rencontres avec des personnages originaux. Comme elle le formule elle-même, elle fait la crise d'adolescence qu'elle n'a jamais faite. Il n'est jamais trop tard !

Cette rationalisation excessive entrave le plaisir pris aux choses de la vie. Elle débouche, parfois dans la folie obsessionnelle, à l'éradication du plaisir, véritable chasse aux sorcières de toute source de satisfaction. Mais ne pas céder sur son plaisir n'est pas la quête exacerbée d'une jouissance ou des extrêmes ; car la fuite en avant dans les excès de la jouissance devient une addiction qui, dans la crainte de ne pas vivre, vise à la disparition de soi dans la torpeur d'un désir qui nous échappe.

Être soi

La jouissance n'est pas le plaisir, elle est la mort extatique dans l'excès. Elle traduit ce qui se rate d'une rencontre avec soi-même. Elle est passage à l'acte, voire recours désespéré devant l'envahissement d'une mort intime. La jouissance n'est pas l'expression du désir, elle n'en est que son ratage.

Si le plaisir est une figure du désir, le désir ne se réduit pas à celui-ci. Le désir est ce qui permet de poser un acte, que le plaisir soit ou non présent ; c'est le sentiment d'un accord intime entre ce que l'on est et ce que l'on vit. Il n'est donc pas une simple affirmation de soi – qui ne peut être qu'une attitude, une représentation de soi, un faux-semblant de l'être.

Le leurre que représentent les techniques d'affirmation de soi est de faire croire à la consistance de l'être qui n'est qu'un rôle incarné.

La confusion est fréquente entre un comportement conditionné de rigidité caractérielle, source de satisfactions par les bénéfices obtenus, et une attitude désirante traduisant une cohérence avec soi-même, source d'apaisement. Ne pas céder sur son désir est d'abord une affirmation du soi, non pas une affirmation de soi. Elle ne peut se réduire à un nouveau conditionnement de ses comportements exprimant une adaptation normative, ni à une rééducation éradiquant des processus handicapants.

Coaching, PNL, comportementalisme et consorts prétendent nous soigner, nous guérir en nous débarrassant de nos fardeaux ; mais au fond, ces techniques ne font que promouvoir les idéaux de nos sociétés libérales : être plus actif, plus performant, moins sensible… Mais qu'en est-il véritablement de nos propres attentes, niées et manipulées par ces techniques ? Ces dernières, nouveaux masques aliénants de notre société, ne permettent pas une réelle adéquation aux réalités. Elles construisent les nouvelles réalités, celles les plus conformes à ce qui est socialement attendu. Les techniques cognitivo-comportementalistes, promouvant l'efficacité, s'affichant sous les oripeaux d'un discours scientifique, ne sont que les nouveaux instruments de l'aliénation sociale. Elles sont d'abord des techniques d'influence et de manipulation qui nous éloignent de nos propres attentes.

Si mûrir consiste à aménager ses idéaux, à intégrer la teneur des réalités qui nous environnent, à quitter les fleuves de la pensée magique qui venait compenser les sentiments d'insuffisance, cela ne vise pas à se mouler dans les attentes sociales.

Avoir des projets réalistes

Combien d'entre nous se contentent-ils d'accepter passivement une vie professionnelle peu stimulante, une vie conjugale peu enthousiasmante, une vie personnelle peu encourageante ?

Les obstacles du monde

Les quelques expédients que l'on trouve, de la multiplication des rencontres à la diversité des voyages, n'en laissent pas moins transparaître l'amertume d'avoir cédé sur son désir, d'avoir subi les contraintes de vie, d'avoir accepté les exigences sociales. Écrasés par le moule scolaire, engloutis par les dynamiques familiales, broyés par le monde professionnel, envahis par les normes de la société, beaucoup n'ont pu maintenir ce qui faisait idéal.

Nos rêveries se heurtent aux obstacles du monde ; renoncer à celles-ci procure une satisfaction immédiate, une plus grande facilité. Mais, à long terme, cet évitement, ce laisser-aller, est profondément insatisfaisant. Pour autant, l'opposition stérile ou la rébellion véhémente, l'évitement ou la marginalisation, ne constituent pas un meilleur aboutissement du désir ; au contraire, ils signent la dépendance aux pouvoirs existants.

Réaliser son désir

Il ne s'agit donc pas de se soumettre à la norme sociale ni de s'y opposer systématiquement, mais bien de prendre en compte des contraintes inévitables pour réaliser son propre désir, et passer ainsi de l'idéal magique à l'idéal réaliste ; à un choix qui, transcendant les modèles idéaux fournis par la société, suppose une détermination intime.

Ce travail de l'idéal qui trouve à se parachever à la fin de l'adolescence est souvent le laissé-pour-compte de la vie de chacun. S'appuyer sur les apports de l'école, se nourrir des relations familiales, s'enrichir du parcours professionnel, tenir compte des contraintes sociales représentent des moyens sûrs d'accorder ses idéaux avec les réalités.

Par la médiation de notre imaginaire, fondé par exemple sur l'art, la culture et la créativité, nous pouvons peu à peu apprendre à nous affirmer et à poser des actes signifiants, en accord avec ce qui résulte du travail de l'idéal. C'est à cette condition que la disponibilité à autrui prend toute sa teneur.

11

S'ouvrir aux autres

Une sexualité mature

C'est donc en regard d'une authenticité réelle vis-à-vis de soi-même que se développe la possibilité d'une parole pleine qui puisse s'adresser à l'autre. De la même manière, l'intégration du sexuel, soit la part psychique de la sexualité, permet l'accès à la sexualité, qui en ce sens ne se réduit pas à la réalisation d'un acte ou d'un rapport.

Une impression de malaise

Nombre d'entre nous se prête et se conforme à des rapports sexuels sans être réellement en accord avec ce qu'ils vivent. Plus proche de l'exercice gymnique, de la prestation sportive ou de la conduite convenue, la sexualité est vécue avec une insatisfaction rarement énoncée. La présence de ce décalage doit faire signe d'un malaise interne.

L'instrumentalisation plus ou moins réciproque est chose fréquente. Elle rappelle que la contrainte sexuelle a forgé une dissociation entre le corps et l'affectivité. Et la sexualité, au lieu d'être accomplissement, est une négation de soi qui alimente le désaccord et nourrit la méprise des liens entre hommes et femmes.

Que ce soit au plan de l'identité sexuée troublée, dans l'inquiétude de la rencontre sexualisée avec l'autre, de la signification inquiétante prise par le corps, il y a lieu de s'interroger de ce qui fait malaise. Les ratés de la sexualité traduisent, à l'occasion, une incertitude sur l'identité ou sur le genre sexué ; ils montrent qu'on n'a pu poser un choix univoque sur ce qu'on est.

Se connaître pour connaître l'autre

Ce défaut d'être au plan de l'identité sexuée empêche de se situer dans le rapport à l'autre. La sexualité de l'autre peut être source de menace, de déstabilisation, un trouble qui inhibe ou distord la qualité de l'échange. L'étrangeté du vécu corporel initiée par la sexualité renvoie à une image du corps mal étayée, trop fragile. Ces figures de l'entrave, si elles ne sont pas interrogées, rendent inachevée la rencontre avec la sexualité. De même, une sexualité qui s'affiche comme débridée signale plus souvent un profond désarroi, et un aspect mécanique dans lequel le corps s'absente et le sensuel se dissout. Le travail du sexuel à l'adolescence vise à intégrer ce traumatisme de l'éruption pubertaire et d'articuler sexualité et sensualité. Il convoque l'accès au féminin qui serait une qualité du lien sensuel. Il se poursuit jusqu'à un âge avancé et consiste, certes, dans l'affinement de la connaissance de son corps et de ses perceptions, mais aussi dans la construction du lien à l'autre. La sexualité mature relève d'une appropriation du sexuel en soi et dans l'autre au-delà de la question impossible du rapport sexuel.

Aimer l'autre suppose de se connaître suffisamment ; or la pleine connaissance de soi n'est qu'un idéal et, de la même façon, la possibilité de rejoindre l'autre n'est sans doute qu'une illusion. C'est néanmoins dans ce sens qu'il faut aller pour accéder à des rapports authentiques.

Renoncer au prince charmant

L'important est alors la capacité à construire des relations affectives et amoureuses qui ne soient plus des relations d'emprise, de dépendance ou d'idéalisation. C'est le renoncement à la quête du prince charmant ou de la princesse merveilleuse qui nous assure d'effectuer une rencontre tissée d'authenticité. L'autre prend une consistance qui (en partie au moins) cesse d'être imaginaire.

Rencontrer l'autre

C'est dans la succession de l'échec des passions amoureuses que se réalise le deuil de l'idéalisation. Dépouillés des figures idéales concoctées à partir des images parentales, nous pouvons enfin laisser émerger la réalité de l'autre dans ses qualités et ses failles. L'intensité de ce que l'on éprouve alors est à l'aune de la sensibilité et de la palette de sentiments à laquelle on a accès.

La rencontre avec l'autre n'a pas pour fonction de réparer, et encore moins de compenser les souffrances passées. Cette option trame l'échec à venir et se construit sur la méconnaissance maintenue de l'autre. On le sait, on passe de la plainte et de la déception à la soumission dans une relation de dépendance ou à la dépression devant l'inaccessibilité de l'objet, et on en vient à répéter ce qui a échoué dans l'interaction.

Une relation authentique n'a pas davantage pour fonction de répondre aux attentes et insatisfactions familiales. Elle n'est pas une complémentarité dans laquelle l'un serait l'objet antidépresseur ou narcissique de l'autre.

L'amour adulte

Il est délicat d'éclaircir ce qui nous lie à l'autre. Ce sont pourtant les remises en question, les remises à plat de ce qui avait fondé le lien qui permettront une perpétuation plus adaptée de la vie amoureuse.

Ce travail du lien consiste à s'interroger non seulement sur nos attentes, nos croyances, nos modèles, mais aussi sur ce qui se joue dans la relation à telle ou telle personne. Qu'en est-il de nos identifications ou projections ? Quelle est la nature de l'attachement ? Quelle forme de dépendance ? Qu'est-ce que j'attends du regard de l'autre ? Qu'est-ce que je répète comme type d'interactions déjà connues ? Où se situe mon désir ? Autant de questions et bien d'autres qu'il nous faudrait explorer systématiquement. L'évolution de ce travail de lien facilite la disparition de la souffrance attachée à la relation. Il assure la transformation de la passion, pourtant exaltante, en tendresse, plus pacifiante.

On voit que la notion d'amour reste une notion floue et polyvalente. Est-ce que la profonde tendresse, attentionnée d'un très vieux couple (nous ne parlons pas de l'habitude ou de l'attachement anxieux) n'est pas une forme singulière et mature de l'amour ?

La juste distance : des échanges matures

Ce qui se joue dans le lien amoureux concerne toutes les formes de liens amicaux ou professionnels. Trouver la bonne distance dans le rapport à l'autre, se défaire des projections qui viennent parasiter la relation, atténuer les mouvements identificatoires sont les conditions de la maturité du lien.

Inversion et méconnaissance

Celui-ci peut être perturbé, par exemple, par les sentiments hostiles qu'on ressent sans pouvoir les gérer, et qui deviennent la certitude que

162

c'est l'autre qui nous agresse. C'est une inversion qui consiste à attribuer à l'autre l'agressivité que j'éprouve pour lui.

Ce qui est dit ici pour le sentiment agressif peut concerner toutes sortes de sentiments qui marquent la confusion et la méconnaissance dans le lien. Pourquoi, par exemple, est-ce que j'admire telle ou telle personne ? Possède-t-elle un trait plus ou moins idéalisé dont je me sens démuni ? Quelle puissance, quelle séduction, lui attribué-je ? Au fond, peu importe la nature de cette identification : elle travestit l'authenticité du lien. Elle renvoie parfois au sentiment d'incapacité ou à l'inhibition que l'on éprouve.

Se construire avec les autres

Le travail de désidentification de l'adolescence, qui participe à la construction d'un style propre, favorise aussi des rencontres qui ne sont pas fondées sur les formes de soumission identificatoire. C'est ainsi que nous pouvons accéder au travail d'altérité, celui qui conforte dans la reconnaissance de l'altérité de l'autre, sans conforter les évitements, les agressions ainsi que les sentiments d'intrusion et de persécution : je reconnais l'existence de l'autre, et j'accepte le fait qu'il est différent de moi.

La reconnaissance pleine et entière d'autrui le déloge des places d'objet d'emprise, de fétiche, de figure d'admiration ou au contraire d'objet de haine, de menace, d'inquiétante étrangeté ; alors et alors seulement, il peut exister pour nous, avec la caractéristique d'être familier d'un côté et étranger de l'autre. Qu'il nous échappe et garde une part d'insaisissable est son charme.

***

Ainsi, à travers la remise en question de nos identifications et de notre dimension sexuelle, à travers l'examen de ce qui nous lie à l'autre, on en arrive à une véritable transformation de soi : on devient autre que ce que l'on a été, autre pour être soi-même. Cette remise en question, que peut aider l'écoute instaurée par le courant psychanalytique, est la seule condition de notre liberté d'être.

Conclusion

L'adolescence infiltre constamment notre vie adulte, elle s'y actualise à chaque détour. C'est avant tout une période de remaniements et de construction originale de ce qui nous préoccupe. Nous avons vu que les liens précoces, les questions de séparation en particulier, sont continuellement réactivés dans nos relations affectives. Les identifications sur lesquelles nous nous sommes construits demeurent actives tout au long de notre vie. L'image que nous avons de nous, celle de notre corps, nous poursuivent sans cesse.

Les drames et secrets familiaux ont une marque indélébile sur notre trajet de vie. L'adolescence est un temps de reprise qui nous permet d'atténuer, de transformer, de bonifier ce que nous avons récolté, souvent à notre insu, dans notre histoire de vie. Ce qui n'a pas été réglé nous joue des tours. C'est cela que nous avons parfois à reprendre.

Reprendre n'est pas corriger ou effacer. Si parfois il nous faut l'aide d'un spécialiste, c'est à la condition qu'il ne devienne pas un coach de vie ou un rééducateur quelconque, car on risque de reproduire ce à quoi on veut échapper. Une nouvelle dépendance viendrait là guider nos pas.

On peut reprendre sa vie, au sens de la repenser, pour lui donner une nouvelle orientation et éviter les pièges que nous nous tendons à nous-mêmes. Déjà prendre le temps, aujourd'hui si précieux, de se regarder, de faire le point sur les aspects négatifs de nos trajets, sur les enjeux des relations que nous avons établies. Il y aurait quelque illusion à croire qu'une méthode puisse nous donner le secret d'une vie réussie. S'interroger sur les croyances qui nous guident, défaire les principes auxquels on s'accroche, modifier les habitudes dans lesquelles on s'enferre, ne peut s'effectuer sans un recul par rapport à sa propre histoire, sans le décryptage des répétitions dans lesquelles on est pris, sans une attention sur les sentiments qui nous traversent. Mûrir c'est savoir accepter certains renoncements sans jamais céder sur son propre désir, assumer ses choix en prenant les risques suffisants, vivre avec ce dont la vie nous a dotés sans en être l'esclave.

L'enjeu est de pouvoir sortir de la plainte ou de l'illusion pour accéder à ses potentialités. Les personnes qui nous ont accompagnés nous indiquent que les solutions ne sont pas toujours simples, qu'il faut du temps, le temps d'une parole pleine, engagée, le temps d'un regard sans concession sur soi.

On ne peut modifier le mode d'être sans l'expérience partagée avec quelqu'un à l'écoute. Les expériences de vie, le regard suffisamment critique des proches, peuvent participer de ce mouvement. Mais souvent ils nous ont situés en une place bien particulière et n'ont pas trop envie qu'on en sorte. L'attention, voire l'amour, n'est pas le moyen pertinent. Il faut donc une écoute distanciée, empathique mais non complice, que la psychanalyse est en mesure d'offrir.

Le travail de l'adolescence renvoie à un effort, à une contrainte et à un produit final. Si l'insistance a porté sur ce qui a fait échec, portant les marques d'une immaturation, ce n'est pas pour autant qu'il faille gommer toute trace d'adolescence en nous. C'est un temps de remise en question, d'interrogations sur le sens du monde et sur sa place, c'est une période d'inventivité et de créativité. C'est peut-être cela qu'il nous faut conserver, et l'on peut parfois envier les immatures qui nous entourent pour le dynamisme qui les anime. Mais il ne tient qu'à nous de retrouver le nôtre…

Bibliographie

Du même auteur

RAOULT P.-A., *Il n'est jamais trop tard pour voir les choses en face*, La Martinière, 2003.

RAOULT P-.A. (dir.)
Souffrances et violences. Psychopathologie des contextes familiaux, L'Harmattan, 1999.

Passage à l'acte : entre perversion et psychopathie, L'harmattan, 2002.

Le sujet post-moderne. Psychopathologie des états-limites, L'Harmattan, 2002.

Problématique générale

BLATIER C., *La délinquance des mineurs*, PUG, 2002.

BRACONNIER A.
Les adieux à l'enfance, Calmann-Levy, 1994.
Les bleus de l'âme, Livre de poche, 1997.

DELAROCHE P., MOURAS J.-P., et coll., *Peut-on devenir fou*, Erès, 2004.

EMMANUELLI M., *L'adolescence*, PUF, 2005.

FORGET J.-M.

Ces ados qui nous prennent la tête, Fleurus, 1999.

L'adolescent face à ses actes et aux autres, Erès, 2005.

GUTTON P.

Le pubertaire, PUF, 2003.

Adolescens, PUF, 1996.

Psychothérapie et adolescence, PUF, 2000.

HOFFMANN C., *L'agir adolescent*, Erès, 2000.

HUERRE P., *Ni anges, ni sauvages*, Livre de poche, 2004.

JEAMMET P., *L'adolescence*, J'ai Lu, 2004.

LAGRANGE H., *Les adolescents, le sexe, l'amour*, Pocket, 2003.

LAURU D., *Le transfert adolescent ?*, Erès, 2002.

LESOURD S., et coll., *Le Féminin : un concept adolescent ?*, Erès, 2001.

LESOURD S., *La construction adolescente*, Erès, 2005.

MARTY F., *Transactions narcissiques à l'adolescence*, Dunod, 2002.

PENOT B.

Figures du déni, Dunod, 2003.

La passion du sujet freudien, Erès, 2001.

POMMEREAUX X., *Quand l'adolescent va mal*, J'ai Lu, 2003.

RASSIAL J.-J, et coll., *Sortir : l'opération adolescente*, Erès, 2000.

RICHARD F., *Troubles psychiques à l'adolescence*, Dunod, 1998.

VAILLANT M., *L'adolescence au quotidien*, Pocket, 2003.

Toxicomanie

CURTET F., *La drogue*, Milan, 2004.

HACHET P., *Ces ados qui fument des joints*, Fleurus, 2000.

Banlieues, différences sociales :

DEBARBIEUX E., *La violence en milieu scolaire*, ESF, 1999.

DUBET F., *Les Lycéens*, Seuil, 1996.

LEPOUTRE R., *Cœur de banlieue*, Odile Jacob, 2001.

Suicide et tentatives

BARDET M., *Le suicide*, Milan, 1996.

BIROT E., JEAMMET P., *Étude psychopathologique des tentatives de suicide*, PUF, 1992.

Violence

CUSSON M., *Délinquants pourquoi ?*, Bibliothèque québécoise, 1995.

DUBET F., *La galère : jeunes en survie*, Seuil, 1995.

GIRET G., *Violence et meurtre à l'adolescence*, Éditions universitaires, 1991.

GUTTON P., *Violence et adolescence*, In Press, 2002.

HACHET P., *Ces ados qui jouent les kamikazes*, Fleurus, 2001.

MARTY F., *L'illégitime violence*, Erès, 1997.

VARGA K., *L'adolescent violent et sa famille*, Payot, 1996.

Troubles alimentaires

ALVIN P., *Anorexies à l'adolescence*, Doin, 1996.

ELIACHEFF C., RAIMBAULT G., *Les indomptables. Figures de l'anorexie*, Odile Jacob, 2001.

Lien sectaire

CCMP, CENTRE R. IKOR, *Les sectes*, Milan, 2005.

GRAZIANI C., VILLERBU L.-C., *Les dangers du lien sectaire*, PUF, 2000.

Famille

Alberoni F., *Le choc amoureux*, Pocket, 1993.

Houzel D. (Dir.), *Les enjeux de la parentalité*, Erès, 1999.

Kaufmann J.-C., *La femme seule et le Prince charmant*, Armand Colin, 2006.

Parat H., *L'inceste*, PUF, 2004.

Composé par Sandrine Rénier

N° d'éditeur : 3531

Dépôt légal : août 2007
Imprimé en Allemagne par BoD